心理咨询与治疗100个关键点译丛

中央财经大学应用心理专硕（MAP）专业建设成果

IOO KEY POINTS

Rational Emotive Behaviour Therapy:
100 Key Points & Techniques

理性情绪行为疗法(REBT)
100个关键点与技巧

（原著第二版）

（英）温迪·德莱顿（Windy Dryden）
（英）迈克尔·尼南（Michael Neenan）　　　著

于泳红　魏清照　译

全国百佳图书出版单位

化学工业出版社

·北 京·

图书在版编目（CIP）数据

理性情绪行为疗法（REBT）：100个关键点与技巧／（英）温迪·德莱顿（Windy Dryden)，（英）迈克尔·尼南（Michael Neenan）著；于泳红，魏清照 译 .—北京：化学工业出版社，2017.6（2018.8重印）

（心理咨询与治疗100个关键点译丛）

书名原文：Rational Emotive Behaviour Therapy：100 Key Points & Techniques

ISBN 978-7-122-29632-0

Ⅰ.①理… Ⅱ.①温… ②迈… ③于… ④魏… Ⅲ.①精神疗法 Ⅳ.① R749.055

中国版本图书馆 CIP 数据核字（2017）第 100799 号

Rational Emotive Behaviour Therapy：100 Key Points & Techniques，2nd edition/by Windy Dryden and Michael Neenan

ISBN 978-1-138-80207-0

Copyright© 2015 by Windy Dryden and Michael Neenan. All rights reserved.

Authorized translation from the English language edition published by Routledge, a member of Taylor & Francis Group

本书中文简体字版由 Taylor & Francis Group 授权化学工业出版社独家出版发行。

未经许可，不得以任何方式复制或抄袭本书的任何部分，违者必究。

本书封面贴有 Taylor & Francis 公司防伪标签，无标签者不得销售。

北京市版权局著作权合同登记号：01-2017-1559

责任编辑：赵玉欣　王新辉　曾小军
责任校对：边　涛
装帧设计：尹琳琳

出版发行：化学工业出版社
　　　　　（北京市东城区青年湖南街 13 号　邮政编码 100011）
印　　装：大厂聚鑫印刷有限责任公司
710mm×1000mm　1/16　印张17　字数232千字
2018年8月北京第1版第2次印刷

购书咨询：010-64518888
　　　　　（传真：010-64519686）
售后服务：010-64518899
网　　址：http://www.cip.com.cn
凡购买本书，如有缺损质量问题，本社销售中心负责调换。

定　　价：59.80元　　　　　　　　版权所有　违者必究

理性情绪行为疗法（REBT）已在世界各地得到了广泛的实践，应用领域包括咨询与治疗、职业和教育。《理性情绪行为疗法（REBT）：100 个关键点与技巧》呈现了这一体系的主要特质，以帮助治疗师提升实操水平。这些关键点来自于作者自己的实践，也来自于他们在培训和督导新手咨询师时的经验。

结合 REBT 领域发生的变化，新版做了全面的更新。新版以介绍 REBT 的基础知识开篇，全面覆盖了以下所有关键的主题：

● 治疗联盟的问题；

● 教育问题；

● 处理来访者关于 REBT 的错误概念问题；

● 鼓励来访者致力于改变；

● 处理妨碍来访者改变的障碍；

● 以创造性的方式来运用 REBT。

本书力求简洁、实用，对接受培训的或实践中的心理治疗师和咨询师非常有帮助，相信通过阅读本书他们能充分地理解 REBT。

作者简介

　　温迪·德莱顿（Windy Dryden）是理性情绪行为疗法（REBT）的国际权威，至今已从事心理咨询与治疗工作 40 余年，其著作超过 200 余部。

　　迈克尔·尼南（Michael Neenan）是布莱克西区教练中心和压力管理中心副主任，英国行为与认知心理治疗学会（BABCP）认证的认知行为治疗师，著作有 20 多部。

序

"心理咨询与治疗100个关键点译丛"行将付梓，这是件可喜可贺的事情。出版社请我为这套译丛写个序，我在犹豫了片刻后欣然应允了。犹豫的原因是我虽然从事心理学的教学和研究工作多年，但对于心理咨询和治疗领域却不曾深入研究和探讨；欣然应允的原因是对于这样一套重头译丛的出版做些祝贺与宣传，实在是件令人愉快的、锦上添花的美差。

鉴于我的研究领域主要聚焦于社会心理学领域，我尽量在更高的"解释水平"上来评论这套译丛。大致浏览这套丛书，即可发现其鲜明的特点和优点。

首先，选题经典，入门必备。这套书的选题内容涵盖了各种经典的心理治疗流派，如理性情绪行为疗法、认知行为治疗、焦点解决短程治疗、家庭治疗……这些疗法都是心理咨询师和治疗师必须了解和掌握的内容。这套书为心理咨询和治疗的爱好者、学习者、从业者，铺设了寻门而入的正道，描绘了破门而出的前景。

其次，体例新颖，易学易用。这套书并不是板着面孔讲授晦涩的心理治疗理论和疗法，而是把每一种心理治疗理论浓缩为100个知识要点和关键技术，每个要点就好似一颗珍珠，阅读一本书就如同撷取一颗颗美丽的珍珠，最后串联成美丽的知识珠串。这种独特的写作体例让阅读不再沉闷乏味，非常适合当前快节奏生活中即时学习的需求。

最后，实践智慧，值得体悟。每本书的作者不仅是心理咨询和治疗的研究者，更是卓越的从业人员，均长期从事心理治疗和督导工作。书中介绍的不仅是理论化的知识，更是作者的实践智慧，这些智慧需要每位读者用心体会和领悟，从而付诸自己的咨询和治疗实践，转化为自己的实践智慧。

一部译著的质量不仅取决于原著的品质，也取决于译者的专业功底和语言能力。丛书译者来自中央财经大学社会与心理学院、北京师范大学心理学部等单位，他们在国内外一流高校受过严格的心理学专业训练，长期从事心理学教学以及心理咨询和治疗实践，具备深厚的专业功底和语言能力；不仅如此，每位译者都秉持"细节决定成败"的严谨治学精神。能力与态度结合在一起，确保了译著的质量。

心理健康服务行业正成为继互联网后的另一个热潮，然而要进入这个行业必须经过长期的专业学习和实践，至少要从阅读经典的治疗理论书籍开始，这套译丛应时而出，是为必要。

这套译丛不仅可以作为心理咨询、心理治疗专题培训或自学的参考书，也适合高校心理学及相关专业本科生、研究生教学之用。这套译丛可以部分满足我校应用心理专业硕士（MAP）教学用书的需要。我"欣欣然"地为这套书作序，是要衷心感谢各位译者为教材建设乃至学科建设做出的重要贡献。

心理疗法名虽为"法"，实则有"道"。法是技术层面，而道是理论和理念层面。每种心理疗法背后都是关于人性的基本假设，有着深刻的哲学底蕴。我很认可赵然教授在她的"译后记"中提到的观点：对一种疗法的哲学基础和基本假设的理解决定了一个咨询师是不是真正地使用了该疗法。因此，无论是学习这些经典的心理疗法，还是研发新的疗法，都必须由道而入，由法而出，兼备道法，力求在道与法之间自由转换而游刃有余。技法的掌握相对容易，而道理的领悟则有赖于经年累月的研习和体悟。我由衷期望阅读这套译丛能成为各位读者认知自我，理解人心与人性，创造完满人生的开端。

辛自强 教授、博导、院长
中央财经大学社会与心理学院
2017 年 6 月

　　理性情绪行为疗法（REBT）已在世界各地得到了广泛的实践，其应用领域包括咨询与治疗、职业和教育。《理性情绪行为疗法（REBT）：100 个关键点与技巧》呈现了这一体系的主要特质，以帮助治疗师提升实操水平。这些关键点来自于我们自己的工作实践，也来自于我们在培训和督导新手咨询师时的经验。

　　在开展理性情绪行为疗法（REBT）的多年实践中，我们一直致力于在两个方面发展该疗法，这都将在本书中得以呈现。首先，我们一直鼓励大家以创造性的方式运用这一治疗体系，即充分地投入到来访者的情感体验之中；第二，我们一直渴望把 REBT 的有效实践建立在牢固的总体治疗原则之上，特别是利用最近关于治疗联盟方面的成果。后者将贯穿全书，特别是在开篇部分。此外，我们的想法受到了已故艾德·鲍丁（Ed Bordin）所做工作的很大影响。

　　结合 REBT 领域发生的变化，新版做了全面的更新。新版以介绍 REBT 的基础知识开篇，全面覆盖了以下所有关键的主题：

● 治疗联盟的问题；

● 教育问题；

● 处理来访者关于 REBT 的错误概念问题；

● 鼓励来访者致力于改变；

● 处理妨碍来访者改变的障碍；

● 以创造性的方式来运用 REBT。

本书力求简洁、实用，对接受培训的或实践中的心理治疗师和咨询师非常有帮助，相信通过阅读本书他们能充分地理解 REBT。

我们希望本书在奠定 REBT 基础的同时，也能激发出更有创造性的实践。

温迪·德莱顿

迈克尔·尼南

目录 CONTENTS

Part 3

第三部分
处理来访者对于 REBT 的误解

065————

Part 4

第四部分
技术问题

Part 5

第五部分
鼓励来访者在改变中前行

139

Part 6

第六部分
辩驳

165

Part 7

第七部分
处理来访者改变过程中的干扰

201

Part 8

第八部分
创造性

217

Part 9

第九部分
建立个人风格以及专业性

233 ────────

理性情绪行为疗法的基础知识

在给出希望能帮助你改进 REBT 实践的 100 个关键点之前，我们将简要介绍一下这一疗法的基础知识。

发展简史

理性情绪行为疗法（REBT）由美国临床心理学家阿尔伯特·埃利斯（Albert Ellis，1913—2007）于 1955 年创立。他在 20 世纪 40 年代接受了精神分析学派的培训，但对这一学派的治疗方法越来越不满意。最初，这一方法被称为理性疗法（RT），因为埃利斯想强调理论的理性和认知特征。据此，埃利斯阐述了影响他的哲学思想（大部分是斯多葛学派，斯多葛学派人士秉承禁欲主义，坚忍克己——译者注）。1961 年，埃利斯将该理论的名字改为理性情绪疗法以应对外界的批评——表明他并没有忽视情绪；30 多年后（在 1993 年），为了应对外界的批评，埃利斯又将其重新命名为理性情绪行为疗法，以表明他并未忽视行为。

1962 年，埃利斯出版了《*Reason and Emotion in Psychotherapy*》一书，尽管这本书只是大量以前发表的相关论文和讲座稿的集合，但却是心理治疗史上的开创性著作。有关 REBT 的大多数主要的本质特征在书中都有描述：认知在心理困扰中的关键作用；心理交互作用机制原则，即认知、情绪和行为是相互作用的，而不是独立的系统；无条件地接纳有助于来访者应对他们/ 她们产生的关于自己的困扰看法；积极 – 直接疗法的重要性等。

REBT 在世界各地被广泛实践，应用于咨询与治疗、职业和教育。然而，人们仍倾向于认为它存在于贝克（Beck）的认知治疗影响之下。认知治疗即认知行为治疗，该疗法已经吸引了大量的实践者，并且因其有广泛的实证基础，也更受学术上的推崇。

基本假设

既然从一开始理性就作为这个疗法的第一个词，那么就让我们首先来考虑什么是理性。理性通常作为一个概念被用来说明人的信念。理性信念被认为是心理健康的核心，它应该是灵活的、不极端的、与现实一致的、符合逻辑的并且是提升自我／关系的。非理性信念被认为是心理困扰的核心，它们是僵化的、极端的、与现实不一致的、不符合逻辑的且是挫败自我／关系的。

有四类理性信念：

● 灵活的信念（flexible beliefs）（我想要获得赞许，但并不是我必须被赞许）；

● 非可怕化的信念（non-awfulizing beliefs）（不被认可是很糟糕，但这并不是世界末日）；

● 不适的容忍信念（discomfort tolerance beliefs）（确实很难面对不被认可，但是我能容忍它，因为它值得容忍）；

● 接纳的信念（acceptance beliefs）（例如，接纳自我："如果我不被认可，我也能接纳自己"；接纳他人："即使你不认可我，我也能接纳你"；接纳生活："生活中有好有坏，也有不好不坏，我不被认可仅是一件坏事而已"）。

同样的，非理性信念也有四种类型：

● 僵化的信念（rigid beliefs）（"我必须被认可"）；

● 糟糕至极的信念（awfulizing beliefs）（"如果我不被认可，就是世界末日"）；

● 不适的不容忍信念（discomfort intolerance beliefs）（"我不能容忍不被认可"）；

● 贬低性的信念（depreciation beliefs）（例如，自我贬低："如果不被认可，我将毫无价值"；贬低他人："如果你不认可我，你就是很可怕的"；贬低生活："如果我不被认可，生活将一无是处"）。

REBT 提出了心理困扰和健康的情境性 ABC 模型。当个体有情绪性经历时，情境就出现了。A 代表诱发事件，它是情境中个体情绪反应的方面，它经常是推理。B 代表信念（理性或者非理性）。C 代表对 A 持有某种信念所带来的结果，可能是情绪性的，也可能是行为或者认知的。所以，A 虽然并不是产生 C 的原因，但是它会对 C 起作用。B 被认为激发了 C 但并不决定 C。

对 A 持有理性信念就会产生健康的情绪、有效的行为和现实的想法；若对 A 持有非理性信念将导致不健康的情绪、失调的行为和不现实的想法。

REBT 认为人的本质是实用性。人类拥有理性思维和非理性思维的潜力。我们把强烈的渴望转化成僵化的要求就表明非理性思维是有生物基础的，但它能被环境延缓或促进。最后一点，与不被认可的环境相比，当一个对不被认可感到焦虑的人处于被认可的环境中时，他是不太可能非理性地思考不被认可的。

来访者经常有不幸的经历，如遗传下来的面对困扰的倾向性和处于父母的困扰行为之中。REBT 是乐观和实用的，它认为如果这样的来访者坚持面对自己的非理性信念，并严格按照理性信念去行动，他们就能获得显著的改变。然而，REBT 也承认很多来访者因为不能长期坚持努力，因此不能达到获得其心理健康潜在能力的结果。

问题的起源与持续

只有对事件持有僵化和极端的观点时才会让人产生困扰。这就意味着消极事件有助于产生困扰，特别是那些令人反感的事件，当人们倾向于非理性地看待这些事件时就会出现困扰。

对于困扰的起源 REBT 并没有细化的观点。只是说人在年轻时，那些非常令人反感的事件更容易让他们产生困扰。然而，REBT 也提出，即使在这些条件下，对同样的事件人们的反应也不同。因此，我们需要去理解一个人给消极的诱发事件带来了什么，又从消极诱发事件中获得了什么。

人们从自己所处的文化中获得标准和目标。当标准不能满足或者目标无法实现时，如果一个人用不合理的信念去看待这种情境就会产生困扰。对于困扰是如何保持的，REBT 有更加详细的说明。人们由于下面的几种原因持续他们的困扰：

● 他（她）们对于来自于非理性信念的困扰缺乏洞察力，认为是事件造成了困扰；

● 他（她）们认为一旦理解了他（她）们的问题是由非理性信念造成的，就必将导致改变；

● 他（她）们不能坚持持续改变非理性信念，也不能坚持把理性信念整合到自己的信念体系中去；

● 他（她）们继续按照非理性信念的方式来行动；

● 他（她）们将自己围困于他（她）们最初的困扰中；

● 他（她）们缺乏重要的社会技巧、沟通技巧、问题解决技巧和其他生活技巧；

● 他（她）们认为困扰的回报已经超过了健康方式给他（她）们带来的好处；

● 他（她）们处在支持非理性信念的环境之中。

改变

REBT 治疗师认为共情、无条件接纳和真诚这些核心帮助条件是很重要的，但还不足以使来访者发生建设性的改变。要想使来访者发生建设性的改变，REBT 治疗师要帮助来访者做到如下几点。

● 使他（她）们意识到心理问题大部分来自于他（她）们自己，同时环境有助推作用，他（她）们在变化过程中一般不那么重要。

● 完全承认他（她）们能够澄清和克服这些问题。

● 理解他（她）们的问题很大程度上来自于非理性信念。

● 检查他（她）们的非理性信念，并将之与理性信念做出区分。

● 检查他（她）们的非理性信念和理性信念，直到他（她）们看清非理性信念是虚假的、不合逻辑的和非建设性的，而理性信念则是真实的、敏感的和建设性的。

● 通过使用各种认知（包括意向）、情感和行为改变的方法，使他（她）们将新的理性信念内化。特别是将行为与理性信念保持一致，抑制那些与原来的非理性信念相一致的行为。

● 进一步拓展检查信念的过程，将多种多样的改变方法运用到他（她）们生活的其他领域，并承诺必要时能够这样做。

技巧和策略

REBT 治疗师将自己看作很好的心理教育者，所以致力于教授来访者理解和应对心理问题的 ABC 模型。他们强调有多种说明这些问题的方式，在咨询的开始或进程中努力获得来访者的知情同意。如果认为来访者更适合另一种治疗方法，他们将毫不犹豫地把来访者介绍给更适合的治疗师。

REBT 治疗师经常采用积极－直接的咨询风格，使用苏格拉底（Socratic）式和说教的教学方法。不过，他们会根据来访者而改变风格。治疗师从处理来访者明确问题的具体例子开始，帮助来访者设立健康的目标。治疗师将采取一系列步骤来解决这些问题，包括使用 ABC 框架、挑战信念和与来访者协商布置合适的家庭作业。

帮助来访者将他们学会的东西泛化到不同的情境中去是在咨询过程中实现的，也就是在帮助来访者识别、挑战和改变那些给他们带来困扰的非理性信念的过程中实现的。

一个主要的治疗策略是帮助来访者成为他们自己的治疗师。为此，REBT治疗师要教给来访者如何使用某个特定的技巧（比如挑战非理性信念），示范某种技巧，有时给来访者写说明指导其如何将这种技巧用到自己身上。用建设性的反馈鼓励来访者对技巧加以精炼。当来访者掌握了如何自我运用REBT 的技巧时，为了鼓励来访者为他们自己的治疗改变承担越来越多的责任，治疗师将采用不那么积极－直接的风格，而是采用更加鼓励促进的治疗风格。

REBT 很可能被看作在理论上是折衷主义的一个实例，也就是说实践者们采用了来自其他咨询方法的程序，这与 REBT 理论的目的是一致的。

REBT 治疗师们在其折衷主义中会审慎地选择，并避免使用那些无效的、神秘的或效度值得怀疑的方法。

REBT 治疗师们有适合来访者的首选治疗目标，即帮助来访者们改变他（她）们的非理性信念及发展并内化一系列的核心理性信念。但他们也有妥协的准备，即来访者很明显不能或不愿意改变他（她）们的非理性信念时。在这种情况下，REBT 治疗师们通过鼓励来访者改变他（她）们歪曲的推理来帮助来访者产生行为上的改变，而不是必须改变来访者的非理性信念或者消除来访者的消极诱发事件。

既然已经提供了 REBT 基础知识的总体介绍，接下来我们将列出 100 个关键点，这些关键点详细说明了提升 REBT 实践水平的方法。

IOO KEY POINTS

理性情绪行为疗法（REBT）：100 个关键点与技巧

Rational Emotive Behaviour Therapy:
100 Key Points & Techniques

Part 1

第一部分

治疗联盟的
相关事宜

1

运用治疗联盟的观点

二十世纪七十年代末期（1979），艾德·鲍丁(Ed Bordin)写下了心理治疗领域的拓荒之作，在文章中介绍了治疗联盟的三元模型（治疗联盟，指治疗者与来访者之间建立自觉的协约关系，双方同意互相配合解决来访者的问题——译者注）。他的看法是，治疗联盟具有三个主要成分。第一，心理治疗是目标导向的。第二，它发生在建立联结或关系的背景之下。第三，来访者和咨询师都有需要完成的任务。我(Windy Dryden, WD)为这个三元模型增添了第四个成分，称它为"意见"(Views)(Dryden, 2006a & 2011)，表示咨询师与来访者对治疗的重要方面的看法（比如，如何将问题概念化）。我们的观点是，这所有的四个或三个方面是同等重要的。但是通常在心理治疗领域，"建立联结或关系"方面常常被过分强调,而损害了"目标""意见"和"任务"方面。

理性情绪行为疗法（Rational Emotive Behaviour Therapy，REBT）起效的时机是，当你和你的来访者：

● 在治疗的各个重要方面交流看法；

● 了解你们各自的任务是什么；

● 能够落实任务以实现来访者的目标；

● 能够以一种"成人对成人"的伙伴关系来合作。

在这段治疗关系中，你们在人性上是平等的，但你作为咨询师，在促进心理转变方面拥有更丰富的专业知识。

如果使用过理性情绪行为疗法，你就会知道，与来访者的合作常常达不到理想的效果。当这种情况发生时，我们发现运用治疗联盟的观点能很有效地确定我们与来访者之间的配合出了什么问题，以及需要做些什么来弥补这种疏漏。

治疗联盟中，常见的"意见"方面的疏漏，发生在当你和你的来访者对于导致问题的因素以及如何让问题得到最佳解决有着不同看法的时候。

常见的"目标"方面的疏漏，发生在当你和你的来访者朝着不同的目标努力的时候，当你不给来访者机会陈述自己目标的时候，或者当她有一个幕后的计划，暗中追求的目标与她明确陈述的目标不同的时候。

治疗联盟中，"任务"方面的疏漏经常发生的情况是，当你的来访者：

● 不明白他们在理性情绪行为疗法过程中的任务是什么；

● 在这些任务中，没有从你那里接受充分的训练；

● 不明白执行这些任务与达到他们的治疗目标之间的联系；

● 你所要求实践的任务并没有足够的效力促使他们达成目标。

"任务"方面的疏漏也可能是因为你，作为咨询师，对理性情绪行为疗法的运用不够熟练。相关的错误包括：没有让来访者对治疗的积极－直接风格的特质做好准备；在来访者还没有搞清楚他们的非理性信念与不安的情绪、行为之间的关系之前，就争论这些信念；单方面地给来访者分派回家之后的任务，而不是与他们协商。

"联结"方面的疏漏，在我们看来，常常没有引起理性情绪行为疗法咨询师的充分注意。尽管很多来访者的确很欣赏理性情绪行为疗法咨询师们务实的、积极－

直接的作风，却也有不少来访者对这种作风很反感。如果这是你一贯的作风，要知道一些来访者会把它视为你缺乏关怀和理解的证据，而另一些人的反应比较强烈，会认为你在强加给他们一种思维方式，并且夺走他们珍视的自主权。

　　虽然我们已经细述了当理性情绪行为疗法进展得不如预期的那么顺利（或者不如在许多理性情绪行为疗法教材中读到的那么顺利）时，运用治疗联盟的架构来加以理解的重要性，但我们想要强调的是，它也是一个可用于提高理性情绪行为疗法实践效率的有效架构。比如，它可以提醒你去监控你和来访者的目标之间的一致性程度。它会促使你去核查来访者是否了解你和他们的任务，它也能帮助你去核查你的来访者是否明白完成任务与达到目标之间的关系。最后，它能有力地提醒所有的理性情绪行为疗法咨询师，他们工作的人际关系本质，以及有效的理性情绪行为疗法不仅仅是一件讨论非理性信念或者鼓励来访者使用自我改变的技巧之类的事。相反，理性情绪行为疗法从根本上说是一种重要的人际关系——相较于咨询师，这种认识也许对来访者更为重要！

关键点

运用治疗联盟的观点使理性情绪行为疗法的实践效果达到最大化，确定并修复治疗过程中的疏漏。

2

与来访者之间的关系模式因人而异

阿尔伯特·埃利斯 [阿尔伯特·埃利斯（Albert Ellis）是理性情绪疗法的创始人——译者注] 常常将理性情绪行为疗法咨询师描述成权威的（但不是独裁的）心理教育工作者，积极、指导性地教给来访者理性情绪行为疗法的 ABC 理论，以及克服他们的心理问题所需要做的事。然而常识告诉我们，并不是所有来访者都对这种模式反应良好。因此，如果你想让治疗效果最优化，那么准备好真诚地改变你与不同来访者之间的人际关系模式，对你来说这将是一件要紧的事。与理性情绪行为疗法相关的治疗关系模式的关键维度有：正式的 / 非正式的、自我披露的 / 非自我披露的、幽默的 / 非幽默的。

我们先来考虑正式的 / 非正式的这个维度。鉴于一些来访者在你采用一种正式的、公事公办的专家式风格的时候反应要好得多，而另一些来访者在你采用一种非正式的、朋友式互动风格的时候反应会更积极，因此对所有来访者采用一种固定的、千篇一律的人际关系模式肯定会导致你面对他们中某些人时会失败。

如何判断对于某类来访者该使用哪种模式呢？我们从实践中得来的办法是，与来访者坦诚地讨论他们对咨询师的期待是什么。他们认为理想的咨询师就该是个有权威的人，并且正式而严肃地教导生活的情绪事实吗？或者他们理想中的咨询师是一个不怎么正式的、淡化职业特性外部标志的普通人吗？的确，避免强化来访者得到赞许的迫切需要是重要的，但是我们相信在不妨碍你作为理性情绪行为疗法咨询师工作的前提下，满足你的来访者在关系模式上的偏好，对你来说通常是有可能做到的。无论你对来访者有什么预感，你都只能用试错的方法来确定来访者对你的人际关系模式的实际反应方式。

如果理性情绪行为疗法咨询师是一流的好老师，那么他们需要认识到教学可以通过多种多样的模式来完成。因此，要去思考你的来访者是对正式还是非正式模式的反应更有益，并据此调整你自己的互动模式。

一些来访者会被咨询师的自我披露深深影响到。我（WD）发现分享我自己因为口吃而在公开场合有发言焦虑的困境，对某些来访者来说是很重要的经历。首先，他们了解到我对自己使用过理性情绪行为疗法来克服困境。其次，他们了解到我不是理性的全知全能的源泉，我也有我自己的困境。后面的一点会驱使某些来访者产生深刻的学习，他们需要亲身经验而非在理智上知晓，咨询师与他们在人性上是平等的。但是，对于另一些来访者，这样的自我披露要么被当成耳边风，要么妨碍治疗。他们会对这样的披露耸肩，或者表示他们没兴趣知道咨询师的私生活。这些来访者只希望你作为一个非自我披露的咨询师来帮助他们，他们希望咨询师强调专业技能而不是人性脆弱。

我们想要讨论的互动模式的第三个维度是咨询师的幽默。在理性情绪行为疗法中有许多观念需要你教给来访者。对某些来访者，如果你用上幽默的话，就能够将这些观念教得最好。根据我们的经验，那些对咨询师的幽默反应良好的来访者，实际上自己就是幽默的人。不过，你需要认识到，当某些来访者对你的幽默反应良好的时候，他们可能会笑得过头了。由于治疗过程中有很多的乐趣，他们可能不再认真地把你当作一个切实可行的帮助者。对于这种来访者，你的幽默会把治疗变成娱乐而不是严肃认真的工作。

另一些来访者会将治疗过程看得很严肃，因而认为咨询师的幽默是不恰当的，在那种情况下会把你视为一个轻浮的、没有认真对待他们问题的人。他们也可能认为你不够成熟。

不用说，当你在理性情绪行为疗法中使用幽默的时候，要针对来访者的非理性信念，而不是来访者本身。但不要因为你的幽默话语是针对来访者信念的，就认定他们不会把这些玩笑当作人身攻击。你或许需要在开玩笑之前解释一下你在做什么。

我们已经论证过，你应该在治疗早期，或许甚至是在最初阶段，努力搞清楚你的来访者对哪种互动模式反应最好。不过，引出来访者的反馈，比如他们在整个治疗期间对你的治疗模式如何反应，也是重要的。在这里我们认为理性情绪行为疗法咨询师可以从认知治疗师那里学到很多，他们会常规性地在每个阶段的末尾，从来访者那里寻求有关该阶段本身的各种事宜，以及有关治疗师所做贡献的反馈。坦诚地从来访者那里询问关于你治疗模式的反馈，在帮助你校准治疗模式以使来访者得到最大的益处方面，将会非常有用。当来访者给你反馈的时候，不带戒备的回应是很重要的，否则就会被来访者察觉到你并没有身体力行自己对来访者的劝诫。

尽管我们认为，面对不同的来访者，改变你的关系模式很重要，但同等重要的是，你要真诚地这么做。阿诺德·拉扎勒斯（Arnold Lazarus，1989）创造了"真诚的变色龙"这个术语，来描述一个咨询师能够根据来访者改变关系模式，但又不失真诚。如果你打算在你的理性情绪行为疗法实践中应用这种思想，而不只是嘴上说说的话，那么诚实地考虑你真诚的人际行为的范围就是极重要的——因为你的范围不可能是无界限的！我们建议你在与来访者的互动中坦率一些，不要尝试不真诚地满足他们对咨询师行为的偏好。当你不能真诚地提供来访者偏爱的关系模式的时候，那就把他介绍给能这么做的同事吧！

关键点

面对不同的来访者，咨询师要改变人际关系模式，并且确保这种人际关系模式是真诚的。

3

转换咨询师的影响力基础

一些来访者会去寻找在国内和国际上有名望的咨询师。这样的人过去常常会去找阿尔伯特·埃利斯，纯粹就因为他是阿尔伯特·埃利斯。可能如果阿尔伯特·埃利斯教给他们一些违反理性的东西，人们很可能因为他的名望而被影响到。不过，理性情绪行为疗法咨询师会避免将他们的交流沟通建立在独裁主义的立场上。我们倾向于鼓励来访者自行思考，希望不要强行要求来访者纯粹因为我们这么说，就采纳一种特定的思考方式。正如阿尔伯特·埃利斯过去常强调的，"独裁"与"权威"之间有天壤之别。因此，遇到将你作为一种权威的来访者，你将会最有可能通过强调专业的标识来影响他们。这个特性能促进这样的来访者集中注意，并且听你说。他们会对你的著作、资格证书以及能证明你明白你正在做的事情的其他专业标识印象深刻。

有些来访者则对咨询师亲和力的反应要好得多。这样的来访者感兴趣的不是咨询师的学识或名声，而是咨询师是一个什么样的人。这些来访者们讨论的主要问题不是"这个咨询师懂得些什么？"，相反，这个来访者群体的问题会是"这个咨询师人怎么样？""这个咨询师会喜欢我吗？""我们会相处愉快吗？"

如果可以的话，你要准备好让自己的影响力基础在"权威的专家"和"讨人喜欢的人"之间切换，但你得保持真诚，不可勉强为之（见第 2 个关键点）。如果你无法改变你的影响力基础，那么将来访者介绍给一个专业技能更突出的咨询师就是一次道德的实践。

现在，我们考虑与理性情绪行为疗法相关的三种教导模式：①权威的；②自由放任的；③推测的。

"权威的"理性情绪行为疗法咨询师会清楚地展示他们明白自己正在做的事，当然，这与之前讨论过的专家的影响力基础是相关联的。这样的咨询师需要避免无意识地替来访者做许多的工作，因为当你处于一种权威的模式时，很容易就会那么做。

在"自由放任的"教导模式中，咨询师需要向来访者传达的信息是"你来做所有的工作，而我会尽全力支持你"。自由放任的理性情绪行为疗法咨询师的危险之处在于，通过允许漫谈的方式，他们的来访者将无法靠自己的努力发现理性的原则。不过，一种自由放任的模式，对于那些会因为受到影响而过度反应的来访者是有帮助的。这样的人觉得企图影响他们是非常令人厌恶的，并且会对受到的影响过度敏感。因此，他们对权威咨询师积极导向的态度反应消极。

第三种模式我们称之为"推测的"。这种模式与认知治疗师在他们协同经验的原则中所主张的相似。这里的要旨是"让我们一起努力去发现你问题的答案"。不同之处在于，理性情绪行为疗法咨询师倾向于在一个先验的原则之上工作，即他们了解困扰着来访者的非理性情绪是哪些。为了表明一个人可以通过假设的方式重新发现这些问题及答案，理性情绪行为疗法的过程很可能逐渐变得不诚实。另外，好的理性情绪行为疗法咨询师，尽管被理性情绪行为疗法理论所引导，但却以开放的心态来看待这种先验的知识，并且做好了他们的推断可能被证伪的准备。当这种情况发生时，咨询师需要将关注点转移到由来访者而不是由理性情绪行为疗法理论定义的非理性信念上。比如，一个理性情绪行为疗法咨询师可能认为是一种顽固死板的信念支撑着来访者的困扰，但是来访者可能不同意，而认为以自我贬低信念来解释才能更准确。这里就需要咨询师与来访者友好相处来保持合作同盟的关系。

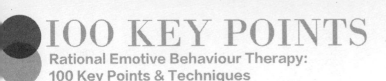
关键点

咨询师需要转换影响力的基础，避免对来访者使用错误的方式。

4

改变咨询师在治疗过程中的指导程度

阿尔伯特·埃利斯曾坚决主张理性情绪行为疗法从根本上来说是一种积极 – 直接的心理治疗方法。在我们的经验中，治疗的早期阶段不采取积极导向的态度，是很难实践理性情绪行为疗法的。治疗的开始，咨询师需要引导来访者关注他受困扰的情感以及自我挫败的行为，并引导他去理解其心理问题的思想根源。不过，如果咨询师在整个治疗期间继续保持指挥的状态，则很可能会剥夺来访者变得更加积极以及自我引导的机会。因此，在许多情境下，要考虑弱化咨询师的指导程度。这些情境中的第一个，就是当来访者正在一个特定的问题上取得进展时，此时不要继续指导来访者关于理性情绪行为疗法的 ABCDE 理论，相反咨询师可以问一些类似这样的问题：

- "你正在想什么来使自己不焦虑？"

- "你是怎样抵制那个信念的？"

- "你怎样才能更有效地抵制它？"

- "你怎样才能将那方法付诸实践？"

咨询师通过问这样的问题，鼓励来访者内化吸收理性情绪行为疗法的问题解决模式，使他们得以运用自身的才智。

不过，当来访者遇到了新的问题，那么咨询师可能得重新开始以积极导向的态度帮助他们解决问题，尤其是当它与之前的问题有着不同的思想根源时。我们自己的实践是，开始时教给来访者理性情绪行为疗法的 ABC 理论，并帮助他们理解僵化的信念、糟糕至极的信念、不适的不容忍信念，以及贬低性的信念在其困扰中扮演的角色。当来访者遇到另一个问题时，我们鼓励他们去引导自己思考那四种非理性信念，看看哪一个可能与他们新遇到的问题有关。

我们这些年督导过的许多咨询师都认为，在最初阶段实践理性情绪行为疗法与在中间或最后阶段实践理性情绪行为疗法是相同的。结果就使得他们倾向于不改变主动性与指导的水平。这是一个严重的错误，并且损害了来访者成为他们自己的咨询师的实践和想法。

关键点

降低咨询师的主动性与指导水平，因为治疗会促进来访者自己做这些工作。

5

努力促进来访者的学习

正如我们已经讨论过的，理性情绪行为疗法是一种与教育相关的心理治疗方法。以这种方式看待理性情绪行为疗法会帮助你认识到，来访者从根本上说是一个学习者的角色。因此，应用合理的原则来促进学习，是理性情绪行为疗法实践中的关键所在。我们接下来一一介绍这些原则。

调整步调

第一条原则是需要合适的步调。一些来访者也许学得非常快，但另一些也许需要放慢节奏。在我们的经验中，那些能通过调整步调来满足来访者学习需要的咨询师，比起那些只有一套（应用于全部来访者的）工作步调的咨询师，能更加有效地应用理性情绪行为疗法。后者也许对加快或放慢标准步调具有不适的不容忍想法，那样的话，当他们学着调整步调时，就需要挑战并改变这些想法。

检查来访者的理解

高效的理性情绪行为疗法咨询师不仅可有效地教导理性原则，还会确保来访者彻底学会理性原则。好的老师告诉我们，一个人教导的东西与学生学到的东西之间常常只有很弱的关联性。因此，尤其当咨询师使用一种说教式风格的理性情绪行为疗法的时候，要去检查来访者从说教式教导中学到了什么。不过，这并不是说，当咨询师更加苏格拉底式工作的时候，就可以放弃这一点（苏格拉底式教学，即引导学生自己探索，而不是单方面说教——译者注）。苏格拉底式的对话本身就包括，当来访者们提供的答案表明他们对于这些理性原则的把握不充分的时候，咨询师得给他们反馈。

当我们问来访者，他们从我们所教的理性情绪行为疗法原则的努力中学到了什么，我们常常对他们所讲的感到惊讶。比如说，一个常见的误解是，放弃自己的"僵化的信念（通常以'必须要'的形式呈现）"并保持自己的偏好，意味着作为咨询师的你正在鼓吹一种冷冰冰的态度。当咨询师揭露来访者对理性情绪行为疗法的想法中的这种误解时，重点是得纠正它们（参见第三部分对于处理理性情绪行为疗法中常见误解的更充分的讨论）。

即使来访者已经理解了理性原则，也不意味着他们就会认同它们。记住，在理性情绪行为疗法中，理解与认同并不是等同的。因此，一旦来访者表现出他们已经理解了一个理性原则，那就去问他们有多认同这条原则。如果他们不认同它，在决定如何回应之前，先问清楚他们的理由。

鼓励来访者为自己的学习负责

起初，我们问所有的来访者，他们认为在治疗过程中咨询师的责任是什么（基本上就是教授理性原则）以及他们认为自己的责任是什么（基本上就是学习理性原则）。许多来访者对于被问到关于他们在治疗中的责任问题感到，仿佛他们相信他们唯一的责任就是出现在这里，并听咨询师说话。我们提到过，通过咨询师的模式你能鼓励或阻碍来访者为他们自己的学习负责。记住，理性情绪行为疗法咨询师的主要作用之一，就是让来访者成为他们自己的咨询师。帮助他们为自己的学习负责，是其进步中重要的一步。

在可处理的程度上论述素材

我们已经知道理性情绪行为疗法咨询师会在给予阶段论述过多素材，结果是他们的来访者学到的还不如论述更少材料时学到的多。这些咨询师倾向于这么做，是因为他们带着关于在理性情绪行为疗法阶段中多少素材应该被论述的固有观念，错误地认为理性情绪行为疗法是一种"速战速决"的治疗。结果，他们倾向于催促来访者，因而妨碍了来访者的学习效率。所以，咨询师只需论述与来访者能有效掌握和学习的量相当的素材。

改变阅读疗法的使用

使用各类阅读疗法的材料是很重要的。来访者会以不同的方式对不同的自助式材料作出反应。的确，一些来访者通过阅读专业的著作学到了理性情绪行为疗法的大多数东西，即使他们自己不是专业人士。他们之所以会读专业著作是因为他们觉得自助式材料要么太简单，要么太盛气凌人。然而，对于其他来访者来说，材料还是越简单越好。霍华德·杨 (Howard Young，1974) 的《*Rational Counseling Primer*》就正好在合适的水平。当你不确定给来访者哪种类型的材料时，就提供给他们一系列的书，并要求他们汇报他们觉得哪种材料最容易理解。然后鼓励他们坚持阅读这个，直到他们准备好涉足更复杂的内容。

关键点

身为一名理性情绪行为疗法的实践者，你在用健康理性的原则来教导来访者。因此，要尽可能有效地帮助他们学习这些原则。

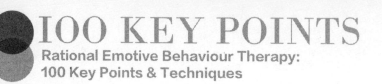
6

使用"挑战性的，但并非压倒性的"原则

许多年以前，我（WD）在理性情绪行为疗法领域引入了"挑战性的，但并非压倒性的"原则（Dryden，1985）。尽管理性情绪行为疗法咨询师偏好鼓励他们的来访者大踏步向前，并冒着大风险帮助他们克服其问题，这样的任务我们咨询师可能认为是"挑战性的"，但也许被来访者认为是"压倒性的"。他们的经验很可能建立在不理性的想法上，这个事实不是这里的重点。密切相关的是，如果来访者把治疗的任务评价为压倒性的，他们将不会接受它们。

与其试图逼迫你的来访者去做那些理论上会使他们获益，但他们经验上认为对他们而言太过的家庭任务，倒不如鼓励他们选择具有挑战性的任务。这也会促使他们看到自己正在取得进步，而不会威胁到治疗的同盟关系，如果你逼迫他们去做压倒性任务的话，那么威胁就可能出现。我们的实践是将来访者引入"挑战性的，但并非压倒性的"原则，并鼓励他们选择对他们来说有挑战性的任务，鉴于他们当前的心理状况，一方面避开"压倒性的"任务，另一方面避开对他们来说太简单的任务。

如果你坚持敦促来访者去做对他们来讲是"压倒性的"任务（或许因为你错误地认为这是你作为一名理性情绪行为疗法咨询师"应该"去做的，抑或因为你的自负被投注在来访者会快速做出巨大的改变上），可能被看作是过度要求并且对来访者的情感不够关心，其结果是你的来访者很可能会退出治疗。另外，当你为来访者提供的挑战不足时，治疗很可能失去它的效力，而这可能也会导致来访者终止治疗。

有疗效的改变既不来自于过度施加压力让来访者去做他们觉得"太难了"的事，也不来自于协商好的任务其方法的挑战性不足。相反，改变会发生在当来访者承担起对他们非理性想法有益挑战的时候。

关键点

鼓励来访者承担（对他们而言）有挑战性的治疗任务。不要逼迫他们尝试（对他们而言）"压倒性的"任务，并阻止他们去做（对他们而言）挑战性不足的任务。

7

创建反思进程

当咨询师和来访者从理性情绪行为疗法中抽身出来并对其进行回顾时，反思进程就被调动起来了。它可能发生在治疗过程中的任何时点，也可能如贝克等人 (Beck et al., 1979) 主张的在治疗结束后更正式地进行。另外，定期组织被称为回顾阶段的正式反思阶段是很有益的，它使咨询师和来访者能反思治疗过程并且在必要的情况下重新规划以后的治疗工作。

如果你曾和有严重人格障碍的来访者，尤其是边缘型人格的人 (borderline individuals) 一起工作过，你就会知道，鼓励他们反思你一直在对他们做的工作有多难，尤其是当他们正体验到许多情绪上的不安时。戴维·伯恩斯 (David Burns, *Personal Communication*, 1990) 指出，共情这类来访者痛苦的能力是一个重要的桥梁，帮助他们反思可能在你们之间发生的任何一次关系的裂痕，以及在来访者的情绪经历中可能充当激发事件的事。因此，如果一个来访者对你跟他说过的某些事感到受伤，在做出改变之前，要表达出你对他们情感体验的理解。

我们自己的经验是，在治疗开始时将反思进程的思想介绍给来访者，并提到，在任何时候，我们中的一方都可能把某件事情放入反思进程。

不论你如何鼓励来访者去反思理性情绪行为疗法的进程，其重点在于，关于治疗的交谈可以成为一种对你们两个都非常有用的学习经验。来访者可以学到，他们能够影响治疗，而你可以得到帮助，以调整你的干预措施和人际风格，促进来访者的转变。

关键点

建立反思进程，并在理性情绪行为疗法全程中一些恰当的点上，把一些事情放进去。鼓励来访者做相同的事。

8

和来访者使用共通的语言

许多年以前，我（WD）写了一篇论文，叫做《*Language and Meaning in Rational-Emotive Therapy*》(Dryden，2013）。我写它的意图是，鼓励理性情绪行为疗法咨询师去考虑他们同来访者使用的语言，并与来访者们一起努力在他们介绍的观念上达成一种共同的理解。认识到你的来访者会对某些理性观念做出与该观念所表明的意思不同的解读是重要的。比如，拿"理性"这个词来做例子。在理性情绪行为疗法中，理性意味着灵活、不极端、自我提升、依照实际经验以及有逻辑。不过，对于来访者，这个术语可能意味着冷漠、机械，是一种要避开而非要追寻的状态。如果你已经同来访者建立了一个有效的反思进程（见第 7 个关键点），那么你们可以讨论一下"理性"这个词的不同含义。

你同来访者们使用的语言是为他们解释和评价触发事件而服务的。因此，和来访者一起看看他们对你使用的语句的理解，是非常重要的。问题可能在推理和评价两个层面上出现，而且可能成为治疗进程中实实在在的路障。一个在推理层面上出现问题的例子就是，当你使用"接纳"这个词的时候，某个来访者也许会错误地推断你是在提倡听从并坚持你认为完全合理的信念。在评价层面，一个来访者可能由于你为了特殊原因而使用的某个词汇而受到困扰。像这样，我的一个来访者在每当我使用"易错"这个词的时候就会很愤怒，因为这让他想起他憎恶的父亲。在这两种情况下，如果你想要绕过障碍，就需要同你的来访者识别并讨论相关问题。

由于这个原因，斟酌那些指向情感的语句就尤为重要了。理性情绪行为疗法理论敏锐地区分开了健康和不健康的消极情绪。如果你在理性情绪行为疗法理论中使用了感情词汇而不加以解释，你的来访者很可能会糊里糊涂。所以，解释这种差别是重要的。比如说，区分"焦虑（这种情绪在理性情绪行为疗法理论中被认为是不健康的）"和"担心（被认为是健康的）"就是重要的。不过，如果你的来访者觉得这样的专业名词没有帮助，那么就引出一种对他们来说更有意义，但是在理性情绪行为疗法理论上又能反映相同差别的区分。这样，对一个来访者用术语"促进性焦虑"和"退缩性焦虑"代替"担心"和"焦虑"，对另一个用"有帮助的内疚"和"无用的内疚"来代替"懊悔"和"内疚"，是不会令我们困扰的，只要我们双方都理解正在做的区分以及它们与理性情绪行为疗法理论是一致的（关于该话题更多的讨论详见第 19 个关键点）。治疗联盟理论认为，如果治疗的改变想要被增强，你和来访者就需要说相同的语言。为了和你的来访者达成一种共同的而且在治疗中有作用的语言，你需要评定他们的智力和语言能力。这么做将会在这个进程中帮助到你们双方，并且将来访者对你说的话表现得赞同（因为他们不想显得很傻）但实际上并不明白的可能性最小化。

关键点

在讨论和实施理性情绪行为疗法时，要确保你和你的来访者开发出了一种共通的语言。

9

在治疗中保持一种目标导向的态度

理性情绪行为疗法是一种认知行为疗法，正因为这样，其对识别与促成来访者的目标就十分敏感，毕竟，来访者的目标是治疗存在的理由。不过，与来访者的目标合作，可能比第一眼看上去的更复杂，比如，来访者设立的目标也许反映了他们心理困扰的水平，如果你只从表面上看这些目标的话，你可能会无意识地促使来访者朝着自我挫败的结局努力。这就解释了为什么阿尔伯特·埃利斯在帮助来访者达到他们的目标之前，会先帮助来访者解决来访者的困扰。

来访者的目标并非是静态的，而是一直都在改变，所以你需要持续地记录它们，这样你和来访者才能在治疗进程的任何节点，获得精确的"可读取的"来访者的目标。由于这可能会非常复杂，我们在个体治疗中应用了一个源自理性情绪行为婚姻治疗的概念。

理性情绪行为婚姻治疗师区分了两个不同的治疗阶段。开始时，在应对他们对关系的不满之前，治疗师会帮助伴侣双方解决他们关系上的情绪困扰。我们发现，向个体来访者解释这件事情是很有帮助的：在我们能帮助他们改变其环境并朝着更高的"自我实现"努力之前，我们需要帮助他们克服他们对于事件的困扰。这个区分将会帮助你和来访者搞清楚你们是在朝着克服困扰的目标努力还是在朝最大化自我实现的目标努力。我们听说过许多理性情绪行为疗法的失败，因为作为督导的我们很清楚，那些咨询师在朝着克服困扰的目标努力，而来访者希望要么能改变环境，要么能朝着自我实现的目标努力。如果你和来访者是朝着不同的目标在努力，治疗联盟将受到威胁。

阿尔伯特·埃利斯（见 Dryden，1990）对那些鼓励来访者为特定的治疗阶段设立目标的咨询师感到不满，而且在这一点上我们赞同他的看法。他表明，那些鼓励来访者为特定的治疗阶段设立目标的咨询师也许会把一些来访者实际上并没有的目标强加给他们。结果，若来访者没有完成这些"错误的"目标，他们可能感到气馁。像这样，如果一个咨询师鼓励一个来访者去设立一个阶段目标，比如看一看如何解决他们公开发言的焦虑问题，而来访者只是回应咨询师的要求，并且在这个阶段的最后也没有做到，那么来访者就可能感到气馁。

这些年来，我们见过很多来访者在某个分析治疗中遭遇失败。他们为什么来寻求我们的帮助，一个主要原因是他们想要一种更具目标导向的治疗方法。他们尤其抱怨之前治疗的无目的性。因此，不要低估这一点，即使不是全部来访者，大多数的来访者也都是需要"实现目标"的。

关键点

帮助你的来访者在理性情绪行为疗法进程中的不同阶段设立现实可行的目标，并在整个治疗过程中监控这些目标。

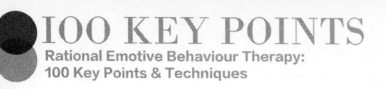
10

引出来访者对于有效改变的承诺

促使来访者确立他们的问题是什么以及他们想从治疗中获取什么，是非常重要的；引导出他们对于有效改变的承诺也同等重要。这一点结合了在治疗中采取目标导向的原则和鼓励来访者为他们自己的改变负责的原则。鼓励来访者对有效的改变做出承诺，这涉及同来访者讨论他们准备做些什么来达到目标，以及他们准备做出什么样的牺牲。"不劳无获"可能是老生常谈，但它永远是真实的，而这条真理唯一能被证明的方法就是来访者内化这个老生常谈的道理，以取得治疗上的进展。

在我们看来，与来访者讨论为了达到目标他们准备做些什么，这当中可能涉及的东西是极其重要的。理性情绪行为疗法是独特的，作为一种治疗系统，它强调"不舒适的困扰"在来访者的问题以及阻碍来访者达成目标的过程中扮演的角色。不过，如果你的来访者看清了它是让改变变成可能的一部分，他们就更有可能忍受这样的不舒适，这也是真实的。因此，获取来访者对有效改变的承诺的一个中心问题，就是帮助他们意识到这种现实——改变几乎总是包含着某种不舒适。如果他们为了达到这些目标，选择经历那些不适，他们就更可能去执行那些可以帮助他们达到目标、引起改变的任务。如果你和他们讨论这件事，那你将会帮助他们对艰巨的、可能引起个人改变的任务承担责任。

理性情绪行为疗法咨询师通常不会去问他们的来访者是否感觉舒适，因为这会造成一种"不舒适"是令人畏惧的并因此应该避免的印象。更加富有成效的是，同你的来访者讨论当他们来到其不适区时，他们将如何容忍不适。提醒你的来访者，在舒适区几乎不会有成长。

关键点

帮助来访者为他们自己的个人改变承担责任，并同他们讨论在改变进程中忍受不适的重要性。

11

为人生哲学的转变努力奋斗，但要准备好做出妥协

作为一个理性情绪行为疗法咨询师，你将会了解与来访者一起为了人生哲学的转变而努力奋斗意味着帮助他们放弃非理性信念，并坚持一系列的理性信念。这涉及帮助来访者们：

● 抵制他们僵化的信念，同时坚持和实施其灵活的偏好；

● 放弃他们糟糕至极的信念，同时促使他们认识到，当抵达目标的路上存在着一定的障碍时是不好的；

● 容忍他们认为自己无法容忍的事件；

● 接受自己和他人是难以评价的、复杂的、发展的、变化的、容易犯错的人类，而不是把自己看得等同于一个可以给出单一评价的单细胞变形虫，并且接受生活是由大量好的、坏的和中性的事件组成的。

此外，正如我们指出的（Dryden and Neenan，2004a），还有其他类型的心理转变。比如，推理层面的转变，在你帮助来访者转变他们对一个情境的推理和解释时（例如，上司的批评，在来访者自己看来是伤害性的，但你帮助他们明白，这或许是积极的反馈）。行为上的转变，涉及帮助来访者改变他们的行为举止（例如，

当你鼓励某个害羞的来访者，去问别人开放性的而不是决断式的问题）。环境上的转变，涉及鼓励来访者去改变他们生活中消极的触发事件（例如，鼓励某个来访者离开那份受欺负的工作）。

理性情绪行为疗法理论提倡，咨询师最好在帮助来访者完成了对人生哲学转变的公正衡量之后，再帮助他们做出环境上的转变。问题就是来访者经常有不同的想法，并且不希望或者不能达成一个极低水平的人生哲学的转变，那将会促使他们朝着其他类型的转变努力，摆脱情绪困扰的影响。因此，咨询师需要灵活应变，并准备好在首选的有效的人生哲学转变目标上做出妥协让步。咨询师需要意识到，某些来访者也许能够做到有效的人生哲学转变——在他们有了有效的推理层面上的、行为上的或环境上的转变之后。因为做到后面的这些转变，他们就对人生哲学的转变更加开放了。最重要的是，当来访者在这一点上倔强地反对咨询师的时候，咨询师得避免机械地朝着人生哲学的转变努力，否则咨询师将是在做独裁主义的治疗，而非理性情绪行为疗法。这里，考虑治疗联盟时需要与理性情绪行为疗法的理想目标相权衡。

关键点

朝着在本质上你的来访者准备接受的人生哲学的目标努力，并意识到朝着稍低的理想目标（比如推理层面的、行为上的、环境上的转变）努力，也许比因坚持人生哲学的转变而失掉来访者更可取一点。

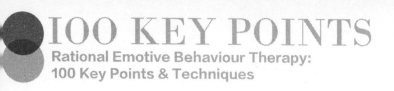
12

让来访者进入最富有成效的治疗情境

　　心理治疗可以发生在不同的人际背景之下——个体的、夫妻的、家庭的以及团体的治疗，此外还有更大的治疗性社区。我 (Dryden，1984) 把这些背景称为治疗情境 (therapeutic arenas)。在我们的经验中，不同的来访者会在不同的治疗情境中稳定发展，我们建议咨询师问问自己："在治疗进程的这个点上，哪一个治疗情境对我的来访者是最有成效的？"尽管在这里没有硬性规定，但是为来访者大概讲讲不同的治疗情境以及它们的优缺点，并帮助他们做出选择，似乎也是合理的。如果给予了来访者一个选择，而且之后又提供了跟他们的选择相一致的干预，这会比提供给来访者一个他们并没有选择过的干预更有效力。

　　现在让我们从理性情绪行为疗法的视角来概述一下每个治疗情境的优缺点。个体治疗是大多数有内在难题的来访者一开始经常选择的情境，尤其是那些发现在群体治疗的背景下探索这些难题极度可怕的来访者。个体治疗，尤其是由一个被看作是善解人意且值得信赖的咨询师进行的个体治疗，能使来访者全面展现他们在其他治疗情境中可能无法展现的经历。这个情境特别指出来访者揭露的深度是富有成效的治疗进程的核心部分。不过，一些来访者可能已经有过太多的个体治疗经历并且需要接受在团体背景下治疗的挑战。个体治疗对于那些无法后退一步反思他们对咨询师的移情反应的来访者，可能也是禁忌。

　　若来访者表现出的问题主要根植于一段重要关系的变动中，夫妻治疗则尤为有效。这里的挑战是去鼓励伴侣参与夫妻治疗。当另一半可以作为治疗助手的时候，或者在咨询师希望缓和来访者伴侣消极影响的地方，夫妻治疗也是有用的。若婚姻问题是关注的焦点，联合的婚姻治疗则是很有效的，除非伴侣双方都为由于对方在场所导致的问题而困扰。这种情况下，在回到联合工作之前，你可能需要去单独地会见每一个人，帮助他们克服其困扰，那时婚姻的不满问题才能被处理。

在来访者的问题与家庭关系密切相关或者来访者是小孩或青少年的情况下，家庭治疗是一种选择。咨询师是否能把家庭看作一个单元取决于：①理性情绪行为疗法家庭咨询师的技能；②家庭成员因为其他人的在场而受到困扰的程度；③当作为一个整体单元会面的时候，家人否认问题的程度。在该家庭被看作是一个整体之前，可能需要先看看较小的家庭单元。

正如之前指出的，在来访者已经有过相当多的个体治疗却没有从中受益，以及当来访者的问题根植于与许多人的普通关系而不是与确定的重要他人之间的关系困难时，团体治疗是很有效的。当来访者了解其他人也有相似的困难以及当他们能体验到自己对他人有帮助的时候，团体治疗也是很有效的。如果讲究实用的话，当然，它常常比个体治疗更便宜！不过，当来访者无法与其他人一起"分享"咨询师的时候，当他们有极端的社交焦虑并且在一大群人中无法集中精力的时候，以及当他们袖手旁观或者倾向于独占治疗进程的时候，团体治疗并没有效果。

关键点

了解不同治疗情境的强项与弱项，并让你的来访者进入对他们来说最富有成效的治疗情境。

100 KEY POINTS

理性情绪行为疗法（REBT）：100 个关键点与技巧

Rational Emotive Behaviour Therapy:
100 Key Points & Techniques

Part 2

第二部分

教导事宜

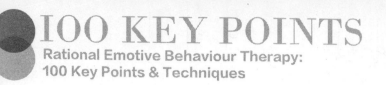

13

建议来访者对他们的治疗阶段录音并复习

正如我们在第一部分指出的，也正如我们将会在这里强调的，理性情绪行为疗法是一种教导性的心理疗法。于是，咨询师在治疗上的努力可以被视为类似于教育者的工作，而来访者的任务则与学生或学员要做的一样。因此，在咨询师实践理性情绪行为疗法的方式上，需要牢记各个重要的教导原则。

一个重要问题是，来访者可能在他们讨论自己的问题时变得很入神。他们可能对他们过去的经历全神贯注，或者当他们在治疗室体验情绪时陷入情绪之中。然后他们可能频繁地无法对咨询师正在说的话集中注意力，甚至可能无法意识到他们正在做的事！因此，如果他们打算从治疗阶段中获得充分的益处，之后再听一听那些治疗阶段的录音，对他们来说常常是有帮助的。所以，为了之后的复习应该鼓励你的来访者对治疗阶段做录音。如果允许他们做录音的话，来访者常常更容易允许咨询师做治疗阶段的录音。

来访者对治疗阶段录音的主要益处，在于这样的录音能给他们提供一个机会，去听听自己表达的非理性信念，也许是他们拒绝承认的非理性信念。这样的录音，也给了来访者机会去倾听和领会，你作为他们的咨询师正在传达给他们的关键点，也许比他们在治疗阶段中做得更为全面。正如来访者有时候对我们所说的："当我在治疗阶段中听你说话的时候，我的心却被我自己正在说的所占据。不过，当我后来听录音的时候，你观点中的全部力量变得如水晶般清晰。"

当来访者听某个治疗阶段的录音时，常常比他们在此阶段中谈论他们的问题时，有一个更好的心灵框架。在这样的阶段中，他们也许太不安或者太分心而无法充分获益，就像上面引述中详细说明的一样。另外，我们发现，当来访者倾听其治疗阶段的录音，学习与自己的非理性信念辩驳的时候，他们最初常将咨询师的声音记在心里。虽然你想让他们放弃这种练习，鼓励他们之后在治疗中使用他们自己的声音，但作为一种最初的手段，录音在这方面能促进辩驳的进程。

就像任何一种治疗干预一样，鼓励来访者去听他们治疗阶段的录音也是有缺点的。比如说，一小部分的来访者，可能会因为听到自己的声音而不舒服。如果是这样，咨询师可能要促使来访者在听他们声音的时候使用理性情绪行为疗法，但在我们的经验中，这并没有什么用，至少最初是这样的。不论何时，如果你的来访者对他们听起来如何、他们在阶段治疗中使你产生了怎样的印象变得过分专注，就他们无法从听录音中学到东西这一点来说，建议他们停止治疗阶段录音也许是有帮助的，至少暂时如此，或许还可以改做笔录。

对理性情绪行为疗法治疗阶段做录音的另一个缺点是，一些来访者可能会变得过度依赖这些录音，以至于他们变成了被动的而非主动的学习者。这种情况正在发生的一个迹象就是，当来访者报告说，每当他们沮丧时，他们就向录音求助，而不是利用它来启发自己的知识以便他们在沮丧时能够识别、挑战并改变他们的非理性信念。这种情况下，录音变成了拐杖而非提示。如果咨询师能在治疗阶段中早早识别并处理的话，这也许就不是个问题，但是，如果来访者始终把录音当拐杖用的话，它会构成一个阻挡来访者成为自己的咨询师的障碍。不过，如果是让来访者在以被动的模式听录音和没有从治疗阶段中学到任何东西之间选择的话，那么我们还是会支持这类录音的使用。

关键点

鼓励来访者对他们的治疗阶段录音并复习，以作为一种促进其学习理性原则的方式。

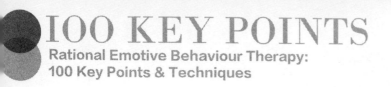

14

教导来访者进入 REBT 的模式和进程并帮助他们理解各自的角色

使来访者为心理治疗做好准备，会对治疗结果有积极的影响（Orne & Wender，1968）。当咨询师为使来访者理解理性情绪行为疗法以及咨询师和他们在此进程中所扮演的角色做好准备时，他们将能更有效地利用治疗。这样的准备可以在来访者开始治疗之前做，或者在治疗进程的早期做。其实，如果在治疗之前开始做的话，咨询师就可以使来访者对理性情绪行为疗法是否适合他们的治疗，做出明智的决策。如果在治疗开始之后做，要挑一个不会妨碍来访者讨论他们问题的时间。咨询师或许会同意使用开始治疗会面的一部分时间来描述理性情绪行为疗法，并同来访者讨论这一点；咨询师也可能拿出整个会面时间完全用于这关键的准备。不管咨询师选择哪种方式，重要的是要大致描摹出咨询师的任务以及来访者期望的东西。另外，咨询师也许会想要来访者读一点能让各自的角色更清晰的有关理性情绪行为疗法的材料。罗斯·格里格（Russ Grieger，1989）已经备好了一份来访者指南，以循序渐进的方式概述了来访者在理性情绪行为疗法治疗进程的不同阶段所期望的东西。我（WD）写了几本来访者手册，也涉及了相似的领域（Dryden，2001 & 2004 & 2006b）。我们使用这类材料的经验是，来访者需要一步一步地去阅读，而不是一口气读完，因为许多的指南（手册）都依赖于来访者对之前介绍或体验过的知识点的理解。

不同的理性情绪行为疗法咨询师会以不同的方式使用治疗前的材料。我们自己的经验是，要解释理性情绪行为疗法的 ABC 模型、我们作为咨询师采用积极 – 直接的方法的理由、家庭作业的重要性，还有治疗进程就像真正的爱，不会总是一帆风顺。在第一或第二阶段任何允许的时候，我们都会做这件事。

　　不管咨询师提供什么材料，引出来访者的反馈都是至关重要的。首先，它会传达给来访者，咨询师在治疗进程中是把他们严肃地当成积极主动的伙伴来对待的。其次，来访者在反馈中提出的问题，常常会提供有用的线索，比如咨询师必须怎样改变风格以适应来访者关于治疗的特别的和健康的偏好。当咨询师向来访者解释自己的治疗风格时，可能需要强调这种改变。比如，如果来访者表示担心积极导向的风格可能意味着他们没有许多的交谈时间，咨询师要把这一点记在心里，并强调会给来访者一段不被打扰的时间去讲他们的故事。这是一件理性情绪行为疗法咨询师通常不会去做的事（因为它往往导致无结构、无重点的治疗），但我们发现它对不少来访者是很有帮助的。

　　发现你需要怎样改变平常治疗风格的一个替代方法是，让来访者告诉你他们理想中的咨询师会怎么做。接着，你也许会把这些要素中的某一些融入你对理性情绪行为疗法以及你在其中角色的解释中。另外，你可以有效地询问来访者在过去非正式地向他人求助或者向正式的帮助者求助时，发现的有用的东西。你可以再次把过去治疗师行为中有帮助的要素，融入你作为一个理性情绪行为疗法咨询师角色的解释中，同时小心地让自己与来访者相信有帮助但你认为有碍治疗的那些方面保持距离，比如鼓励通过击打垫子公然地表达愤怒。

关键点

教给来访者理性情绪行为疗法的 ABC 理论，并帮助他们理解你作为一个理性情绪行为疗法咨询师的角色以及他们作为一个理性情绪行为疗法来访者的角色。

15

解释你在做什么以及你为何而做

在前面的关键点中，我们强调了，在治疗的开端，明确你自己对治疗进程的贡献，对你来说有多么重要，以及采取积极－直接态度的理由。不过，在这里我们想要强调的是，关注心理治疗的发展进程。我们相信，每隔一定的时间，解释一下你正在做什么，还有你为什么做，对你来说是重要的。若你能在进行一次干预之前，向你的来访者解释它的基本原理，并且你的来访者表示这对他们来说是有意义的，那么这就是一个得到他们配合的好方法。如果你准备要做的干预可能被来访者视为奇怪的甚至厌恶的，这种解释就显得更加有用了。比如，如果你计划以一种坚决的、有力的方式就来访者的非理性信念进行辩驳，那么先帮助他们理解你为什么计划这么做就很有用，因为事前的解释你的来访者才能明白你是为了他们的利益才这么做，而不是在冒犯他们。在我们的经验中，这些准备性的工作通常比事后解释你为何以此方式干预更有帮助。我们不是建议你以一种强制的甚至一定需要的方式来这么做。不过，特别是当你打算做不同寻常的或者有可能被厌恶的干预的时候，预先帮助来访者理解它们的目的，在我们看来将有助于教育实践的顺利进行。

这一做法是有例外的，比如当拥有某种体验对你的来访者来说非常重要，而对干预的提前解释可能又会减损体验影响的时候。比如，我（WD）有一次试着帮助一个来访者明白，在他并不愿意的时候，他是如何不假思索地就把别人放在了第一位。他不是很同意自己有这么做过。在他的下一次治疗会谈中，有时我突然停下，叫他到外面去把我的卷烟拿进来。他站起来就做，连一声抗议的咕哝都没有。当他说出这次经验的时候，他明白了我试着表达的点。如果在我做之前就解释了我将要做些什么，就不会有同样的作用了。这种未作解释的干预是有风险的，并且应该只用于和你有较强的工作联盟关系的来访者。

关键点

将你干预的目的解释给来访者，尤其是这些干预是不同寻常的或有可能被厌恶的时候，除非有好的理由让你不那么做。

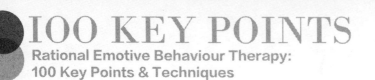
16

注意来访者的非言语和副言语行为

理性情绪行为疗法的治疗会谈本质上是很讲究口才的，其他治疗学派的从业者以自己为对比，会惊讶于理性情绪行为疗法咨询师说话的数量。尽管如此，高效的理性情绪行为疗法咨询师在其沟通交流中仍然简洁明了，而且不是为了谈话而谈话（谈话的质量比谈话的数量更有价值）。这种对语言的强调，并不意味着好的理性情绪行为疗法咨询师就会忽视来访者的非言语或副言语行为。对来访者的这类行为保持敏感，将会帮助你判断来访者的反应，尤其是对某个你可能教导的知识点。

在平常的社会交谈中，人们常常用非言语或副言语行为表示表面上同意或明白，而他们实际上可能并不同意或并不明白对方正在交流的东西。同样的原理也适用于理性情绪行为疗法实践。你不应该只是留心来访者不同意或不明白你正在说的东西的明显迹象，应该觉察他们微妙的非言语和副言语的暗示与他们陈述的同意和明白相矛盾的迹象。因此，某些来访者也许声称他们赞同你，却又很不安地摆弄他们的手，而这也许是他们真实反应的一个表现。

尽管我们并非建议你抛弃理性情绪行为疗法，成为一个完形治疗师(gestalt therapist)，然后鼓励你的来访者觉察他们非言语行为不间断的变化，但我们的确建议你努力去弄明白来访者反应中矛盾背后的意思，那是完形治疗师尤其在意的事。当你识别这样的矛盾并让你的来访者注意它们的时候，你需要以一种有礼貌的方式这么做，特别是你需要注意来访者的目光、手的动作、眼睛注视的方向还有语调。比如，我们已经擅长通过语调还有他们肢体运动的方式认出来访者话语中隐藏的"但是"。我们把这样的信号当做线索，向来访者寻求对我们已经教给他们的知识点理解的口头解释。

就像我们之前已经说过的，你的主要目的不仅仅是教给来访者理性原则，而是鼓励他们在日常生活中学习和应用这些原则。因此，你需要定期检查来访者从你正在教给他们的东西中学到了什么。敏锐对待来访者表示理解或缺乏理解的非言语和副言语线索，是这个进程的另一部分。

关键点

注意来访者的非言语和副言语行为。这样的行为能为来访者对你正在说的东西的真实反应提供重要线索。

17

反复教导来访者情绪责任原则

你可以教给来访者最基础的原则之一是情绪责任。这个原则是情绪困扰的 ABC 模型的核心，它表明是我们对生活中事件的信念，导致了我们对这些事件的情绪和行为反应。这并不是说这些事件不是导致我们问题的原因之一，而是说它们不创造或不位于我们情绪体验的中心。

处在来访者情绪体验中心的是他们的信念，而且他们应该为这些信念负责，这是一个简单的、但来访者要完全了解也许有着巨大困难的原则。我们强调他们要完全掌握这个原则也许有困难，是因为尽管他们也许在理智上理解了它，但把它们以一种对生活造成重大影响的方式整合进他们的生活中又是另一回事。因此，你需要不断地回顾这个原则并不断地强调它，尤其是当你的来访者表示是事件直接导致了他们的情绪和行为反应时。

我们并非提倡，每次当你的来访者说一些诸如"他使我沮丧"或"她使我不安"等事情的时候，都要使你的来访者注意这个原则——远不是如此。不过，你可以在治疗进程中的重要时刻有效地参考"情绪责任"原则，因为这将会是一个有帮助的提醒，让来访者看到 B–C 联结而非 A–C 联结。

你可以用很多方法来鼓励来访者对情绪责任原则变得更有意识。一个是建议他们去看电视并注意人们使用 A–C 语言的程度。你可以继续鼓励他们将此法应用在真实生活中。对他们来说，改述人们的语言（在自己的脑海中，而非直接对着这些人！）也可能是有帮助的，使得他们能够习惯于将 A–C 语言转换为 B–C 语言。比如，如果一个来访者听到某个人说"他使我沮丧"，她可以在自己心里将它转换为"她使她自己对他所说的话感到沮丧，而这就是她沮丧的方式"。

鼓励来访者在自己和他人的思想中寻找僵化的信念、糟糕至极的信念、不适的不容忍信念以及贬低性的信念，有助于强化情绪责任原则。之后你可以帮助他们明白，此类信念与接踵而至的情绪和行为反应之间的联系。

我们发现和来访者一起找到一个身体的信号来提醒他们，他们正在使用 A–C 语言而非 B–C 语言，常常是有帮助的。比如，一个特别有用的信号就是，当我们拍自己脑袋的时候。这让我们的来访者注意到他们忽视思想在情绪反应中发挥作用的事实。

关键点

教给来访者情绪责任原则。在不烦扰到他们的情况下提醒他们这个原则，并鼓励他们在自己和他人的经历中去发现它。

18

教给来访者理性信念和非理性信念之间详细完整的区别

理性情绪行为疗法很清楚是什么构成了一个非理性信念。一般来说，一个非理性信念是顽固死板的、走极端的、损人不利己的、不合逻辑的以及不符合现实的。它可以表现为一种僵化的信念、糟糕至极的信念、不适的不容忍信念或者贬低性的信念的形式。帮助来访者挑战此类信念的一个重要步骤，是教给他们这些非理性信念与对应的理性选择之间的区别。这些理性信念是灵活的、不走极端的、符合逻辑的、符合现实的以及对于自我提升和健康人际关系的发展更有成效的。理性信念通常表现为灵活的信念、非可怕化的信念、可以容忍的不适信念以及接纳的信念的形式。

阿尔伯特·埃利斯常常指出，来访者很容易将他们的理性信念转化成非理性信念。这就是说，如果你仅仅只是教给来访者，相对于死板的"必须"，理性的选择是一种"偏好"（比如"我想要做得很好"而不是"我必须做得很好"），那么你的来访者可能仍然倾向于把一个隐含的、死板的"必须"，加在他看似理性的信念上（比如"我想要做得很好，所以我必须要做得很好"）。因此，将理性信念与非理性信念之间详细完整的区别教给你的来访者是很重要的。这意味着不仅要向来访者表明理性信念包含偏好性的声明，还要教导他们，它不包含必须性的声明。不要只告诉来访者，理性信念的一个例子是"我想要做得很好"，而要教导他们这个完整的理性信念是"我想要做得很好，但不是非得如此"。

这也适用于死板的"必须"信念的三个非理性衍生物。因此，当帮助来访者建立一个"非可怕化"的信念时，不是只让她说："当我完成不了我想要做的事情的时候，这是不好的"，而要教导他们这个完整的理性信念："当我完成不了我想要做的事情的时候，这是不好的，但这并不是世界末日。"类似的，当处理与不适的不容忍信念相对应的理性选择时，一件重要的事情是，强调这样一个选择的完整版本，不是"我可以忍受它"而是"我可以忍受它，即使这么做很艰难"。最后，对应自我贬低信念比如"我不够好"的完整的理性选择是"我只是一个容易犯错误的人类，即使我表现得很差"。

明确地声明一个理性信念的完整版本，降低来访者隐含或沉默地将看似理性的信念转化为隐蔽的非理性信念的可能性。

关键点

教给来访者理性信念和非理性信念之间详细完整的区别，帮助他们阻止将前者隐含地转化为后者。

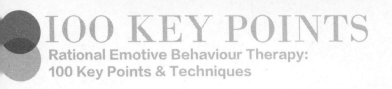

19

教导来访者区分健康和不健康的消极情绪

　　敏锐地辨别出了健康和不健康的消极情绪，理性情绪行为疗法是心理治疗中唯一一个这么做的理论观点，尽管没有来自实践经验的有力证据来支持这种区分。这种区分可作为来访者想要如何感受的起点，也可作为情绪目标。就像你们多数人都会意识到的那样，根据理性情绪行为疗法理论，不健康的消极情绪（比如焦虑、抑郁、内疚、羞愧）来源于非理性信念，而健康的消极情绪（比如担心、悲伤、懊悔、失望）发生在人们持有的与诱发事件 A 中的逆境有关的理性信念的时候。作为一个理性情绪行为疗法咨询师，你将会把以上列举的那些不健康的消极情绪，视为是阻止来访者去过健康情绪生活的因素，因此你会建议来访者把它们作为改变的对象。

　　不过你要意识到，来访者们在这件事上可能有非常不同的看法，并且会以不同的方式理解你的情绪词汇。比如，一些来访者认为在帮助他们获得想要的东西的时候，焦虑是有用的。另一些则认为，为了保护他们不去做坏事，内疚是必要的。还有一些人把羞愧看作是，他们在离理想标准有一点差距时的合理反应。所以，对那些你认为不健康的消极情绪，你还需要花点时间和来访者一起探索，他们自己的理解是怎样的，并纠正任何像上面列举的那些例子一样的误解。

　　另外，把健康和不健康的消极情绪的认知动力学教给来访者也是有帮助的。这样做时，你需要强调，通过"不健康的消极情绪集"中存在的非理性信念和"健康的消极情绪集"中存在的理性信念，它们可以很清楚地被区分开。

　　如果你没能帮助来访者理解健康和不健康消极情绪之间的区别以及各自的认知

相关性而默认他们理解或赞同了这种区别并继续前进，治疗联盟则可能受到威胁。要考虑以下情况对治疗联盟的影响：当来访者认为焦虑能提高他们的表现时，鼓励来访者克服其焦虑；或者当他们把内疚视为一种让他们不做坏事的保护时，鼓励他们放弃内疚感。在第一种情况下你将被视为阻碍成就，而在第二种情况下你将被视为鼓励不道德。

当他们遇到诱发事件 A 中的逆境时，如果你帮助来访者区分健康和不健康的消极情绪，并看到最小化后者而支持前者的努力的价值，治疗联盟的破裂就不那么可能发生。

说完了这一切，我们要重申关于健康和不健康消极情绪之间区别的理性情绪行为疗法假说以及对它们的信念基础的研究是模糊不清的（David et al., 2005），这一点很重要。所以这个观点最好被实用性地看作一个解释性框架，以及一个有用的干预指南。

关键点

教导来访者区分健康和不健康的消极情绪，帮助他们理解每种类型的认知相关性，并鼓励他们在遇到生命中的逆境时努力达到健康的消极状态。

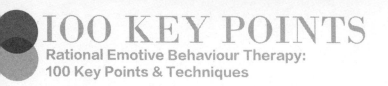
20

教导来访者在学习新技能或改变环境之前处理情绪困扰的重要性

来访者经常在治疗中体验不良的情绪。一些人会觉得很难理解，在他们能够学习新的技能或者改变令人厌恶的诱发事件之前，他们需要改变位于他们情绪困扰中心的非理性信念。另一些人会抓住这一点，但在后来的治疗中可能又会忘掉。所以，一件重要的事是，使用大量的类比向来访者表明，在致力于其他层次的改变之前，努力改变他们的非理性信念具有持续的重要性。不过，你必须准备好，如果来访者坚决抵制努力改变非理性信念的话，要对他们做出一定的妥协（见第11个关键点）。

与来访者交流改变使其产生情绪困扰的非理性信念，以使他们学习并应用它。我们发现最好的方法之一，是向他们说明，当他们让自己遭受情绪困扰的时候，他们给了自己一个额外的问题。因为这样他们并没有直面那令人厌恶的诱发事件（问题一），而是让自己被此事所困扰（问题二）。一旦他们遭到负面事件的情绪困扰，没有首先克服情绪困扰，就试图改变这个事件或学习新技能来实现改变，就像戴着脚镣拖着铁球徒步上山——情绪困扰会一直不停地把你拽回来。把这一点解释给来访者听，我们随后需要做的全部事情就是画一幅脚镣和铁球的图来提醒他们这一点。

我们觉得另一个有用的类比，是帮助来访者看见，当他们焦虑不安的时候，他们就像一只没头苍蝇到处瞎撞。"无头苍蝇要为自己做健康决定吗？"不，无头苍蝇需要做的是找到它的脑袋，使它能更有建设性地思考问题，而不是朝着各个方向四处乱撞希望找到答案。不要一次给出过多的类比。一旦来访者表示，他们觉得某个特定的类比有用，就一直用它，而不是用不同的类比来说明同一个点。

关键点

使用类比教导来访者，在试图改变环境或学习新技能之前，处理情绪困扰的价值。

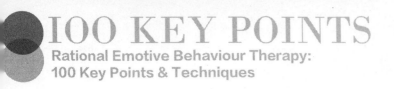

21

教导来访者认识非理性信念所产生的认知后果，以及将非理性信念带入情境中对他们理解诱发事件 A 所产生的影响

在理性情绪行为疗法理论中，诱发事件（包括对这些事件的解释）与信念、情绪和行为之间的关系是极其复杂的。阿尔伯特·埃利斯（Albert Ellis, 1991）表明，人们会将其非理性信念带入他们对诱发事件的解释中，而这些信念不仅造成情绪和行为上的后果，还会在后来的 ABC 模型中充当诱发事件（A）认知上的后果。我们发现，以来访者容易理解的方式将这些重点教给他们，是非常有用的。

通常，在理性情绪行为疗法中，当来访者描述诱发事件（A）时，你会要求他们假定这些 A 是正确的，即使它们可能明显被曲解了。然后你得帮助来访者识别他们关于 A 的扭曲解释的非理性信念，并进一步促使他们就这些非理性信念进行辩驳。做完这个以后，从非理性信念令人不安的影响中解放出来，来访者就能检查他们对 A 的错误推断。

不过，有些时候，如果你鼓励来访者假定他们的 A 是正确的，接下来可能很难促使他们去挑战或改变他们关于这些 A 的非理性信念。比如说，在惊恐障碍中，来访者常常误解他们焦虑症状的本质，并且可能断定这意味着他们就要死了。你鼓励这些来访者暂时假定这是正确的，并尽力帮助他们识别和改变他们对于死亡（见下文）的非理性信念，虽然在理论上这是可能的，但是我（WD）曾经在极个别情况下鼓励来访者如此做，其结果却是一致性的收效甚微。因为它是对宝贵的治疗时间的一种浪费，我 (Michael Neenan) 从未对惊恐障碍使用过此法，而且认为对于惊恐，即来访者灾难性地误解了他们不适的身体感受（见 Shafran et al., 2013），最好使用认知疗法模型。

A= 我将会死于心脏病

B= 有关死亡的非理性信念

C= 惊恐

在这样的情况下，对你来说一个更有成效的策略是教导来访者其十分扭曲的推论其实是事前非理性信念的认知后果。接着可以训练他们来寻找并挑战这些事前的非理性信念：

A= 不安的感受，但不知道这些是不是威胁生命的

B= 我必须知道我的不安感受是不是威胁生命的

C（情绪的）= 惊恐（思考）= 我将会死于心脏病

在教导来访者非理性信念认知后果的过程中，我（WD）描述了几个我和我的一些学生在这个问题上所做的实验。在一个实验中 (Dryden et al., 1989)，我们要求一组被试想象他们持有如下的关于蜘蛛的非理性信念："我绝对不能看到一只蜘蛛，如果我看了的话，那简直糟糕透了。"另一组则被要求持有如下的理性信念："我宁愿不看见一只蜘蛛，但是绝对不能看见蜘蛛是没道理的。如果我确实见到一只蜘蛛，那是不好的，但不是糟糕透了。"两组都被要求想象他们即将进入一个里头至少有一只蜘蛛的房间。然后关于即将进入的环境，问了他们许多问题：这个房间里有多

少只蜘蛛？多大的蜘蛛？这些蜘蛛在房间里随意走动吗？朝向你还是远离你？所有这些问题，聚焦于持有这些不同信念的认知后果上。这个实验的结果表明，相比于持有对蜘蛛的理性信念时，当被试者持有对蜘蛛的非理性信念时，此信念让他们对其环境做出更加扭曲的解释。如上所述，这些扭曲的解释是他们非理性信念的认知后果。

另外，也可以教导经验丰富和有心理学思想的来访者，非理性信念和扭曲的解释能以一种螺旋上升的方式相互反应 (Dryden，1989a)。比如，一个来访者把关于焦虑的非理性信念，带入一个她刚开始感到不安的情境，接下来将倾向于对 A 做出扭曲的解释：

非理性信念（"我必须总是处在情绪控制中"）→对 A 扭曲的解释（"我正开始失去控制"）

然后她将一个更深层的非理性信念带入这个扭曲的解释中，结果她会对 C 做出一个更加扭曲的解释：

A1＝扭曲的解释（"我正开始失去控制"）

B1＝非理性信念（"我必须立即重新取得对情绪的控制"）

C1（认知）＝更为扭曲的解释（"如果我做不到，我将会彻底失控"）

这位来访者随后又把另一个非理性信念带入了这第二个扭曲的解释（如今是下一个 ABC 中的 A），其后果是做出一个对 C 的十足扭曲的解释：

A2= 更为扭曲的解释（"如果我做不到，我将会彻底失控"）

B2= 非理性信念（"那将会是无法忍受的"）

C2（认知）= 十足扭曲的解释（"如果我彻底失控，我将永远是个废人"）

此过程会非常迅速且隐秘地发生，最终的结果是，对于他们觉得很难理性思考的事情，来访者会做出极度扭曲的解释。教导选定的来访者非理性信念对扭曲解释的螺旋上升的影响，能帮助他们明白，在这一情境中正在发生着什么，而他们仅意识到了此情境中扭曲解释链中的最后一环。

除了将这个过程教给来访者，你也可以鼓励他们集中注意这样一段经历的开始，还有就他们关于 A 的轻微扭曲解释的非理性信念进行辩驳。如果你成功了，这种相互作用的非理性信念和不断增强的扭曲解释的螺旋上升进程就能得到控制。

虽然这件事甚至对见习咨询师来说理解起来都很复杂，但我们还是想要强调，在对你的来访者运用这些思想的时候，重要的是仅需介绍到来访者能够理解和运用的复杂程度。

关键点

不是鼓励来访者假定 A 的扭曲解释是正确的，而是要帮助来访者明白，不同的认知相互反应的螺旋上升进程中，非理性信念是如何产生出不断增强的扭曲信念的。也要向来访者表明，他们是如何将非理性信念带入情境之中，以及这些非理性信念是如何影响他们对 A 的解释的。

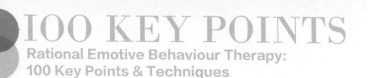
22

教导复发预防

复发预防是一个术语，起源于与戒瘾有关的工作，它强调复发经常发生，而帮助来访者阻止复发也是必要的。复发预防的一个重要部分，涉及帮助来访者觉察各种易感因素。来访者的这些易感因素，可能发生于他们的外在和内在环境。以处理酒瘾问题为例，外在的易感因素包括看到和闻到酒、其他人喝酒，还有电视上的酒广告，而内在的易感因素则包括来访者的思维方式（考虑喝酒的全部积极方面）、行为模式（故意路过酒馆和酒吧），以及情绪反应（与酒相关的积极情绪）。

如你熟知的，治疗过程极少顺利进行，来访者常常进两步退一步，甚至进一步退两步！当退步较小的时候，还有当它们发生在来访者整体进步的背景下时，它们最好被称为一时失足 (lapses)。不过，当来访者经历一次严重的退步时，也许就该被称为旧病复发 (relapses) 了。在理性情绪行为的复发预防中，你会要求来访者把每一个问题写到他们的问题清单上，并识别他们可能经历复发的一系列外在和内在环境。尽你所能地明确帮助他们识别引起复发的诱发事件，以及他们对这类事件所持的非理性信念，特别是帮助他们识别任何一个可能阻碍他们使用理性情绪行为疗法技术的易感情绪。

之后，鼓励他们想象他们正在经历这样一种易感情绪，或正在进入一个他们容易复发的情境，并要求他们使用理性思考的技巧来阻止此情境导致的复发。他们可以通过使用想象技术或自助的形式来这么做。事实上，在这个点上他们可以使用大量理性情绪行为疗法的改变技术中的任何一个。待他们已经在想象中成功处理了他们的易感因素之后，就要鼓励他们从现实中找出它们，并在真实生活中使用他们处于发展中的理性思考技术，让他们获取经验。在这么做时，对你来说尤其有用的一件事是，牢记我们做出的关于"挑战性的，但并非压倒性的"的说明（见第 6 个关键点）。

如果来访者在真实生活中的易感情境中，没能用好他们理性思考的技术并且经历了复发，对你来说尤其重要的一件事，是鼓励来访者接纳自己。复发预防的部分涉及帮助来访者理性地思考复发，以及在复发这件事上接纳自己以后，重回正轨。相比于非理性思考时，若来访者理性思考复发，将能更容易地从这次经验中学习到东西。在此领域理性思考，能使来访者明白，如果他们对退步保持充分开放的心态而不是自我贬低，其实每一次退步都是一种有用的学习经验。

关键点

教导来访者，他们需要努力识别内部和外部潜在的复发触发器。通过鼓励他们在想象和现实中把自己暴露给这些触发器，帮助他们阻止这样的复发。这么做会向他们表明，在遭遇其易感因素的时候，他们能应用其理性处理技术。

23

教给来访者理性情绪行为疗法的自我治疗原则

在常规治疗走向尽头之后，理性情绪行为疗法的终极目标之一，是鼓励来访者成为他们自己的治疗师。当来访者在治疗最后达到治疗目标，尽管你会很欣慰，但你不会认为你已经完全做完了你的工作，除非你已经教给了他们自我改变的方法论。除非来访者能在他们自己的提示下将他们在治疗中学到的东西应用到他们的生活中，否则不管他们在治疗中达到过什么目标，大概都无法长期保持。除非你的来访者已经内化了一系列自主的策略和技巧，否则他们很可能无法处理他们可能遭遇的任何一件新的令人厌恶的诱发事件。所以，你作为一个理性情绪行为疗法咨询师的核心任务是：

- 将自助的概念引进治疗中；
- 系统地帮助来访者获取理性情绪行为疗法的自助技巧。

你最好以一种结构化的方式来做这件事，所以你可以正式并特意地教给来访者这样的理性情绪行为疗法技巧：

- 使用各种自助形式；
- 识别消极诱发事件的相关临床表现；

● 敏锐地区分开他们的理性信念和非理性信念；

● 以一种有力的方式挑战并改变他们的非理性信念。

你也可以教给来访者大量的能帮助他们削弱非理性信念、强化理性信念的情绪和行为技巧。

一旦你以一种结构化的、深思熟虑的方式将这些技能教给了来访者，接着你就需要鼓励他们自行使用这些技能。在他们做这件事时你可以充当顾问，对他们在这个治疗阶段中可能经历的任何问题提供有用的反馈。在此进程中，如临床上指出的那样早早地给来访者一个机会担当他们自己的治疗师，这是很重要的。当此事成功后，你便可以减少在治疗进程中的积极介入，转而鼓励来访者更积极地把他们在治疗中学到的东西应用到他们的生活中。

不过，别去期待所有的来访者都能成为他们自己的治疗师。他们中的一些人也许对心理困扰有障碍，以至于他们也许在任何一段时间内都不觉得有充当自己的治疗师的可能。如果你对这样的来访者抱有不现实的期待，并逼迫他们进入自我治疗的模式，你可能会无意识地阻止他们使用其拥有的有限的自助能力。也许在许多年里，你都必须给这样的来访者提供以其需要（PRN）为基础的治疗阶段。

关键点

尽快地将自助的概念引进理性情绪行为疗法中，并以一种结构化的、深思熟虑的方式教给来访者理性情绪行为疗法的自助治疗技能。认识到来访者在充当自己治疗师的能力上存在显著差异。最后，运用你们的临床共识，形成关于每个来访者能在多大程度上成为自己治疗师的现实期待。

100 KEY POINTS

理性情绪行为疗法（REBT）：100 个关键点与技巧

**Rational Emotive Behaviour Therapy:
100 Key Points & Techniques**

Part 3

第三部分

处理来访者
对于 REBT
的误解

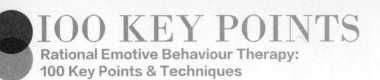
24

处理咨访疑虑

在第 7 个关键点中我们主张，治疗中确立并维持一个反思的过程非常重要，在这个过程中你和来访者一起回顾、思考并交流前面治疗中的体验、感受。因此，这个过程可被视为元疗法，即关于治疗工作的讨论。在这个反思过程中需要讨论的重要项目是来访者可能对 REBT 产生的疑虑。

许多来访者可能会对 REBT 及其原则有许多疑问，我们将在本书此部分处理常见问题。如果你不鼓励来访者表达其疑问，来访者就会隐藏这些问题，并被它们所影响。然而，如果你鼓励来访者表达其疑虑，你就可以坦诚地与其讨论，同时纠正来访者的任何误解。若你能完全接受来访者存在疑虑的事实，并与其轻松地讨论这些问题，则你会是一个积极处理建议与批评的榜样。此外，当你鼓励来访者表达对 REBT 的怀疑时，来访者会认为其观点被认真对待，并开始认为自己在治疗过程中是积极的参与者，而不是你理性智慧的被动接受者。

关键点

很多来访者会对 REBT 的某些方面持怀疑态度，鼓励来访者分享其疑虑并用坦诚的方式处理它们。

25

消极事件并不一定造成情绪困扰

虽然来访者能够明白当他们面临轻度或中度消极事件时，非理性信念在情绪困扰中所扮演的角色，但面临重要的消极事件时，他们却难以接受 ABC 模型。

一个典型的来访者的问题是这样的："理性情绪行为疗法认为，事件不会引起情绪。我可以看出这种情况只适用于轻度或中度负面事件，但是难道极度消极事件，像被强奸或者失恋，就不会造成令人困扰的情绪吗？"

以下是我（Windy Dryden）对这种问题的回答："你的问题直接关系到理性情绪行为疗法对于健康和不健康的负面情绪的区分。让我举一下你提到的强奸的例子。毫无疑问，被强奸对于男性和女性来说都是悲剧。但同样的，它对于被强奸的人来说，经历许多痛苦也是一种成长。然而，理性情绪行为疗法会认为这种痛苦也一样是健康的，即使它很激烈。其他疗法只存在减少负面情绪强度的目标。这些方法会被这样评价，是因为他们不能够敏锐区分健康的负面情绪（悲伤）和不健康的负面情绪（困扰）。"

"而理性情绪行为疗法能够敏锐区分这种悲伤和困扰。悲伤源于你对消极诱发事件的理性信念，困扰则是来源于你对此事件的非理性信念。现在我必须向你介绍理性情绪行为疗法的复杂性之一，你会发现理性情绪行为疗法并不总是像 ABC 理论一样简单！"

"理性情绪行为疗法理论认为，悲伤情绪的强度与你所面对的事件的消极程度和你的理性信念的强度成正比。当一个人被强奸时，她强烈的痛苦来源于她对于这个非常消极的 A 强烈坚持的理性信念。而且事实上任何遭到强奸的人，也会对这种事件拥有一种强烈坚持的理性信念,我们几乎可以说是被强奸'产生'了悲伤的情绪。"

"现在让我们引进非理性信念的概念。理性情绪行为疗法理论认为，一个人很容易将理性信念转变为非理性信念，特别是当他遇到的事件非常消极时。然而，这是一个至关重要并且有争议的观点，情绪责任的具体原则表明你要对你的情绪困扰负很大责任，因为你要对自己的理性信念转变成非理性信念负责。你(和其他人)将保留这一责任，即使你／他们遇到不幸的灾难，诸如被强奸。所以理性情绪行为疗法理论认为，当一个人被强奸之后，她要对将强烈坚持的理性信念转化为非理性信念负责，即便她这样做是可以理解的。"

"事实上，如果我们看看那些被强奸的人们的典型非理性信念，就会发现这些信念并不是被强奸经历的必要部分，但它反映出了当他们回顾这个经历的时候，人们给这个经历增加了哪些想法。以下是非理性信念的例子：

- '我绝对应该阻止这种情况的发生。'

- '这已经完全毁了我的生活。'

- '被强奸意味着我是一个无用的人。'"

"尽管被强奸的人有这样的想法是可以理解的，但这并不意味着他们不需要对自己把非理性信念与过去经历联系起来承担责任。正是由于这一原因，理性情绪行为疗法理论认为，那些非常消极的 A 不会'产生'情绪困扰。这正是一种乐观的态度。假设非常负面的事件真引起了情绪困扰，那么与我们假设这些感受很大程度上源自你的非理性信念相比，你将会用比现在更多的时间来克服被困扰的情绪。"

"还有一点。一些运用理性情绪行为疗法的咨询师把极度消极事件发生时经历的情绪困扰和事件发生后存留的感觉困扰进行区分。这些咨询师主张，被强奸在事件发生时和事件发生之后短时间内真正'产生'了感觉困扰，但是如果这个人情绪困扰的存留滞后于事件，那么他要对自己所创造并维持这种非理性信念而使自己产生情绪困扰负责。这些咨询师主张，有时限的对极度消极诱发事件的非理性反应并非是不健康的反应，但这些非理性反应长时间存在是不健康的。因此，对于这些运用理性情绪行为疗法的咨询师来说，某种非常消极的事件，比如强奸，确实在短期内'产生'了情绪困扰，但并不是长期的。"

关键点

帮助来访者理解面临极度消极事件时，非理性信念在情绪困扰中扮演的角色。

不需要将逆境的消极程度最小化，只需谨慎对待，并强调面对这样的逆境时负面情绪是健康的。

26

抛开指责，接受情绪的责任

当我们向来访者解释责任的概念时（见第 17 个关键点），他们经常担心这意味着归咎。一种常见的问题类似于这样："我对情绪责任感到疑虑。它难道不是在引导我们去指责受害者吗？"

以下是我（Windy Dryden）对这种问题的回答："你对在理性情绪行为疗法中极为重要的情绪责任原则提出了批判。当有人被强奸时，可以认为这个非常消极的 A '导致'了人们几乎总是经历强烈的健康的悲伤情绪。然而，如果她经历了情绪困扰，特别是在事件发生之后的情绪困扰，理性情绪行为疗法理论认为，通过这个事件产生的非理性信念要由她自己负责。但是很重要的一点在于，对自己产生的情绪困扰负责和指责她不应该有这样的感觉，这两者是完全不同的。在这种情况下，责任意味着她通过这个事件很大程度上扰乱了自身情绪，因为她给这个事件带来了非理性信念；而归咎（指责）就意味着有人相信她绝对不应该经历这种情绪困扰，或者拥有这些感觉就意味着是一个坏人。"

"这显然是无稽之谈，原因有两个：首先，如果这个人由于被强奸而产生了情绪困扰，之后所有的环境都在为她这样做而创造条件。换句话说，如果她拥有一些关于这个事件的非理性信念，那么从经验角度出发，她就应该困扰自己。很显然，这与某些人要求他们绝对不应该产生情绪困扰的现实不一致。第二，即使我们说使自己产生情绪困扰是不好的，我们也没有理由认为这个人是一个坏人。当然，如果她拥有一些对消极事件的非理性信念，这是可以被理解的，且我们可以证明她是一个易犯错的人。相对于被指责产生情绪困扰，她更应该愿意被帮助去克服它。指责一词在这种情况下往往意味着，至少在一些人的眼中，她要对被强奸负责任，因而应该对这件事的发生负责。这也是无稽之谈。"

"让我搞清楚这一点。强奸不可避免地涉及强迫。即使女人要对'诱惑男人'负责，男人也要对强奸她负责，然而什么都没有，包括女人是否经历痛苦或不安的感受，他并没有去承担这些责任。所以，如果一个女人被强奸，那么所有她做了的或未能做的，都不会有损于强奸犯要对犯强奸罪负责这一事实。同样的，女人也不能对被强奸负责任。她可以对'诱惑男人'负责，如果这可以被证明的话。但是我再说一遍，她不能对被强奸负责任。因此，情绪责任的原则意味着在这种情况下，女人只对困扰她的情绪负责。她不应该被归咎于做了这些，不管她在那种情况下如何表现，她也不对被强奸负责。"

关键点

帮助来访者理解指责和情绪责任是两个无关的概念，使他们接受情绪责任而不是指责是完全可能的，也是令人满意的。

27

他人亦无法逃避责任

另一个常见的对于情绪责任概念的误解，和霍华德·杨（Howard Young）(Dryden，1989b) 提出的逃避批评有关。

这是一个典型的来访者问题，逃避批评理论在其中能够很好地体现出来："如果说我因为你不负责任的行为使自己产生困扰，这难道不会引导你产生'我的困扰反映与你的行为无关'的想法，这难道不是为你的行为在找借口吗？"

以下是我（WD）对这种问题的回答："情绪责任的逃避批评可以这样阐述。如果一个人要对自己被困扰的情绪负主要责任，这时你对她做了龌龊的举动，你需要说的只是，由于你不好的行为造成了她对自己的困扰，那么她的感受与你无关。强奸犯只对他所实施的强奸行为负责，而不是对被强奸者的感受负责，也不管任何所谓的减轻处罚的情节。现在如果我对你做了龌龊的事情，我也只对我的行为负责，而不管你如何看待我的行为。但其实，如果我的行为是肮脏的，那么我也将不能被免除责任，正是因为我对你做的事情，使你自己产生情绪困扰，且你要对自身的情绪困扰负主要责任。不要忘记，如果我的行为和之前所述一样坏，对你来说对这件事保持理性信念是健康的，然而我无法对这个困扰负责，但我可以对你产生的痛苦负责。因此，对自己的行为我既不能逃避责任，对使你痛苦也不能逃避责任。"

"逃避批评也由 REBT 中所阐释的内疚组成。内疚是一种不健康的情绪，源于一系列自责的非理性信念，譬如打破某人的道德准则后产生的非理性信念。内疚的另一个健康的替代品是懊悔，其源于违反道德准则后产生的一系列自我接受的理性信念。注意重要的一点是，懊悔不免除人对打破其道德准则所负的责任。简而言之，当人们应当对其所做的事情承担责任时，懊悔会鼓励他不逃避。"

"这显然是一个很难把握的点。例如，玛琪·普鲁普斯（Marje Proops），她是一个著名的知心大姐，她曾说在回复一位读者的来信时，这位读者因为曾与她最好朋友的丈夫一起睡觉而想要停止产生内疚感，知心大姐回复说这位读者应该感到内疚。普鲁普斯担心懊悔和内疚（她显然未能区分）将为犯错误的人们提供一种逃避的借口，并继续他们不道德的行为。然而，事实上两者是非常不同的。懊悔是基于理性信念：'我希望我没有打破我的道德准则，但是没有理由说明我绝对不能打破它。我打破了它是因为我当时让自己做了。现在让我接受自己，想想我从过去的行为能学到什么，这样我未来就可以按道德行事。'"

"如你所见，懊悔的人为她自己的行为负责，使她吸取违反道德准则的教训，通过她的理性信念产生下次做得更好的动机。相比之下，内疚是基于一种非理性信念，不是鼓励她否认自己对过去所做事情应该承担的责任，就是干扰她试图从中吸取教训。到目前为止，情绪责任原则非但不鼓励她逃避责任，反而鼓励她对其行为和被扰乱的内疚情绪负责。它进一步鼓励人们去挑战自身的非理性、产生内疚的信念，并接受一种理性的、唤起内疚的哲学，这样她可以从她过去的行为中学习，以此得到适当的补偿，在未来对她自己的行为负责。"

关键点

帮助来访者理解，承担情绪责任并没有为他人提供一种逃避责任的方式。

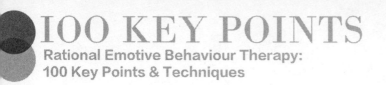
28

REBT 的 ABC 模型虽然简单但不是简单化

当你提出 ABC 模型时，很多来访者会庆幸它的简单。但是另一部分人会批评它过于简单。一个常见的问题如下："你已经讨论了 REBT 的 ABC 模型，但我认为它过于简单。难道 REBT 的理论不是过于简单吗？"

以下是我（WD）对这种问题的回答："首先，让我回答你的问题，我已经说出了足够多的 REBT 理论，用于帮你开始进行治疗试验。如果我指出 REBT 中 ABC 模型所有复杂的东西，那么我将会承担过早为你灌输太多信息的风险。事实上埃利斯认为，ABC 模型往往以复杂的方式相互影响。让我举几个例子来证明这一复杂性。正如你所正确观察到的，到目前为止，我已经介绍了 ABC 模型的简单形式，首先事件 A 发生，然后对事件的评估产生了信念 B，之后由信念 B 产生了一种情感与行为的后果，即是 C。这通常是我们教给来访者的 ABC 模型的形式。"

"现在让我来介绍一些更为复杂的东西。如果某人拥有一种对某事的非理性信念，那么他会趋向于对这个 A 创建更歪曲的推断。例如，如果你认为你的伴侣必须爱你(iB，非理性信念)，但是他呵斥你(A1)，那么你将更有可能认为他并不爱你且想要离开你(A2)，而非产生另一种理性信念(rB，理性信念)。因此，这里用到的不是通常的公式：$A \rightarrow B \rightarrow C$，而是 $A1 \rightarrow iB \rightarrow A2$。"

"其次，若某人已经历过一种不健康的负面情绪，那么这将会导致他尤为注意某些情况下的某些特定方面。因此，如果你已经焦虑，那么相对于你是否仅仅只是担心而不是焦虑，你更有可能关注一种情境下存在危险的方面。把这个套入

公式中，我们会得到 C → A。我希望这两个例子能够让你感受到 REBT 中 ABC
模型的复杂性，帮助你认识到 ABC 模型的基本形式十分简单，而它的完整形式并
不是过于简单化的。"

关键点

当来访者批评 REBT 过于简单化时，介绍它一些复杂的东西来纠正这种误解，
但不要使他们感到困惑。

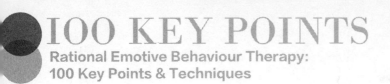
29

REBT 不忽视过去

REBT 是在认知行为治疗的传统上建立的，因此它不重视来访者的过去，通过了解他们现在为何无意中存留着这些难题，然后去解决他们的问题。这就引起了以下常见的共同问题："我认为 REBT 忽视了过去。我说的对吗？"

以下是我（WD）对这种问题的回答："REBT 认为，人们通过对自己生活中遇到的消极事件（A）持有一种信念（B），来困扰自己（C）。现在，A 可以是现在事件、未来事件和过去事件。因此，如果一个来访者现在被她过去的某些方面所困扰，那么一个运用 REBT 的治疗师肯定会使用 ABC 模型处理这个问题，并且这里的 A 是过去的一个或几个事件。然而，REBT 在这里关心的问题是让来访者现在产生困扰的过去事件的位置是什么。对于这种情况，这里你回想起来的是，关于 REBT 所反对的'A 导致了 C'的一个例子。现在，即使我们暂时假设来访者是被孩童时期的某件过去事件，或者更通常的是一系列的事情所困扰，REBT 理论也认为，这个人现在被他的过去所困扰的原因是，他有一些只要他活着就一直会保持或是从过去延续而来的非理性信念。"

"实际上的情况比这更为复杂，因为 REBT 认为，我们并非像儿童那样被事件所困扰；相反，我们会把困扰自身的倾向带到这些事件中。因此，对于精神障碍的起源，REBT 也遵循建构主义的观点。其意在于你的困扰是自己构建而成的，不是由过去带来的。我当然要对你的过去进行治疗，但主要还是要通过观察你现在对过去所持有的非理性信念来实现。此外，我可以分析你过去对特定的或持续的历史情况产生的困扰感受，并帮助你看到你所持有的非理性信念是如何造成你的情绪困扰的。"

　　"总而言之，REBT 并不忽视来访者的过去，但是对过去事件的治疗，不是通过讨论现在对过去事件持有的非理性信念，就是挑战来访者过去可能持有的对类似事件的非理性信念。但是 REBT 通过主张过去事件不会导致现在的困扰来防止人们产生 A → C 的想法。"

关键点

帮助来访者理解 REBT 在治疗过去方面扮演的正面支持角色，与完全忽视过去的区别。并向来访者证明，他们可以通过使用 ABC 模型来理解过去的困扰和现在的困扰，但是他们当下只能处理后者。

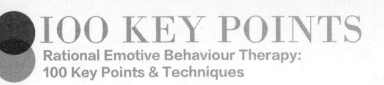
30

向来访者表明"接纳"与顺从和自满是截然不同的

理性情绪行为疗法对于"接纳"的观点很容易被来访者误解。下面是一个非常常见的问题："理性情绪行为疗法关于接纳的概念，难道不是在鼓励自满或顺从吗？"

这里讲讲我（WD）会如何回应这样的问题："理性情绪行为疗法关于接纳的概念，的确让人们的脑子里产生了很多困惑。一些人认为它会导致自满，而另一些人觉得它意味着冷漠，还有一些人断定它的意思是我们应当容忍消极事件。实际上这些想法都不对。那么让我来详细讲一讲，透过术语'接纳'，理性情绪行为疗法理论到底意味着什么。比如说，需要强调的第一点是，接纳意味着承认一个事件的存在，而且所有的条件都恰在其位，促使了此事的发生。但是，承认它发生，不是说它是件好事，更不是说你不能改变它。"

"咱们假设，我辜负了你的信任。通过接纳这件事，你会承认我确实背叛了你，很不幸，所有的条件都恰在其位，让此背叛得以发生；换句话说，我有一箩筐的想法，导致我做出了那样的事。接纳我的背叛也意味着你积极地讨厌我的背叛（即你并不容忍我对待你的方式），你并不会谴责我这个人。更进一步，接纳确实不会妨碍你采取建设性的行动来校正情况。接纳，简单来说，就是建立在一系列理性信念上，引导你对我的行为产生健康的消极情绪，而非因我之所为而遭受情绪困扰。"

"同样的论点可以应用在'自我接纳'的概念上。当我接纳自己打破我的道德准则时，我会因我的坏行为而把自己视为一个易犯错的人类。我不容忍我的行为。相反，我要为它负责，努力弄明白为什么我会那样做，从此次经验中学习，做出适当的修正与决意来应用我所学到的，以便在相似的情境下，我能有道德地行动。因此，并非鼓励自满，接纳其实是通往建设性改变的踏板。"

关键点

激励你的来访者去理解理性情绪行为疗法关于接纳的概念，并且，特别要展示给他们接纳与顺从和自满是非常不同的。

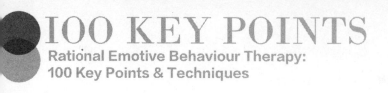
31

向来访者表明理性情绪行为疗法绝非忽视他们的情绪

    阿尔伯特·埃利斯在过世之前，曾表达出些许懊悔，懊悔他将"理性"这个单词作为他所创疗法之名的领头术语。他说这围绕着一个经常表现出来的对理性情绪行为疗法的误解，原因之一，就像下面这个经常被来访者问及的问题所展示的那样："理性情绪行为疗法难道不是在忽视我的情绪吗？"

    这里讲讲我（WD）是如何回应这样的问题的："对此问题的简短回答就是，不是。你的发问聚焦在术语'理性'的含义上。许多人认为，术语'理性'的意思就是缺乏情绪。他们以为，由理性情绪行为疗法倡导的心理健康，是星际迷航中的斯波克先生，或者是星际迷航中的机器人数据所概括的那样：下一代人，谁都无法体验到人类情绪。事实跟这种情况相差甚远。在理性情绪行为疗法中，除其他方面，术语'理性'的意思是，体验健康的情绪，即在你对基本的建设性目标和意图的奋力追求中，那些帮助和支持着你的情绪。"

    "我尤其有兴趣的是，帮助你识别你对于消极触发事件的不健康消极情绪，它们会阻碍你识别支撑着这些情绪的非理性信念。作为治疗中的第一步，我会帮助你挑战并改变这些非理性信念，以便你能够理性地思考这些事件，对它们感受到健康的消极情绪。另外，不像其他咨询师，我会鼓励你去感受关于消极事件的强烈而健康的消极情绪。就像我明确地区分开健康与不健康的消极情绪，做了其他咨询师倾向于不去做的一个区分，我将能够在理论依据上帮助你健康地痛苦而不感到情绪上的困扰。”

　　“另一方面，我不信情绪的宣泄是治疗的本质，我也不鼓励你去探索情绪的细微差别。相反，我鼓励你承认你的情感，感受你的情感，但当它们是不健康的消极情绪时，要从那里发现并辩驳在这些情感之下的非理性信念。鉴于此，在理性情绪行为疗法中我们肯定不会忽视来访者的情绪，而是像我所概述的那样，我们其实会对这些情绪采取一种特殊的立场。”

关键点

作为一个理性情绪行为疗法治疗师，帮助来访者理解，你并非忽视他们的情绪，而是密切地关心着他们的情绪。解释你尤其有兴趣帮助他们健康地感受他们面对的窘境。

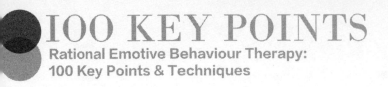

32

向来访者表明理性情绪行为疗法不会忽视治疗关系

当一个治疗方法提倡技术的使用时，它就冒着因忽视咨询师与来访者之间的关系而被批评的风险。过去有过"关系导向"治疗经历的来访者尤其会问如下问题："伴随着对技术的强调，理性情绪行为疗法不会忽视治疗关系吗？"

这里讲讲我（WD）是如何回应这样的问题的："美国著名心理学家卡尔·罗杰斯（Carl Rogers，1957）在 20 世纪 50 年代末期写过一篇关于治疗关系的开创性论文，从许多方面设立了其他方法评判的标准。罗杰斯强调，为了在治疗中发生改变，咨询师必须提供一系列充分必要的'核心条件'，而来访者必须察觉到咨询师已经提供了这些条件。两年后，理性情绪行为疗法的创立者——阿尔伯特·埃利斯，发表回复称，他承认这些条件是重要的且常常是可取的，不过他们几乎不是充分必要的。自此，这就成了理性情绪行为疗法的态度。所以，理性情绪行为疗法咨询师不会忽视治疗关系。不过，他们不会把关系视为治疗改变的必要条件。一些理性情绪行为疗法咨询师把一个好的治疗关系的发展，看作是在为'真正的治疗'的发生打基础，那就是理性情绪行为疗法技术的应用。"

"我自己的态度多少有点不同。我把理性情绪行为疗法技术的应用和所谓的关系因素看作相互依存的治疗变量。一套变量的治疗效果，依赖于另一套变量的存在。"

"最后，研究已表明，根据对来访者提供的'核心条件'的测量（DiGiuseppe

et al., 1993），理性情绪行为疗法咨询师取得的成就跟其他流派的咨询师一样高。如果理性情绪行为疗法咨询师忽视治疗关系的话，他们的来访者大概不会这么想了。"

关键点

帮助来访者理解，尽管理性情绪行为疗法使用"与改变相关"的技术，但它并不忽视治疗关系。相反，它把技术和关系视为相互依赖的变量。

33

解释 REBT 在平等与不平等治疗关系中的地位

在许多治疗方法中都会强调治疗师和来访者之间的平等关系。REBT 部分同意这种看法，但是在另一方面又否定这一看法。对于一个认为平等关系很重要的来访者来说，会针对 REBT 提出如下问题，尤其会针对我（WD）在第 32 个关键点中所提及的问题，即"REBT 治疗师不能忽视和来访者之间的治疗关系，但这样的关系难道不平等吗？"

下面是我对于这个问题的回答："这取决于你如何定义不平等。我认为作为一个人我应平等地对待你。我并不比你更有价值，也并不比你缺少价值。但是，在我们各自不同的自我方面，可能是会存在不平等的，比如说你可能比我更熟知园艺或者比我更擅长交际。在人性方面我们是平等的，但是在一些特定的领域中我们是不平等的。现在，治疗的目的就是为了帮助你克服心理上的一些问题并且活得更加机智。在这一方面，我比你更了解情绪问题的动态性以及如何促进个人变化，至少从REBT 的角度看，这的确构成了不平等，正如之前提及的你相对于我擅长的一些事。我们REBT 治疗师很开放性地承认这样的不平等存在，但是需要强调的是，这是建立在两个同样容易犯错的凡人之间的关系的基础上的。"

关键点

向来访者解释，你比他们更了解人们如何困扰自己以及人们应该如何去改变，这一点的确构成了一定的不平等。但是，这并不意味你就比他们更有价值。你们的价值是平等的，但是在一些特定方面又是不平等的。

34

向来访者表明 REBT 并非洗脑

因为 REBT 对于情感困扰以及关于治疗师教来访者应该做哪些事有着自己独特的观点，许多人都会问如下问题："REBT 治疗师难道不是在尝试给他们的来访者洗脑吗？"

以下是我（WD）对于这一问题的回答："首先，要澄清我所说的洗脑的概念。洗脑是一个过程，在这一过程中被洗脑的人与自己的正常环境隔离的，也会与自己认识的人隔离开，其被剥夺了食物、水和睡眠，她处于一个被评价为易受影响的且有着有悖于她平时所持有的信息和理念的状态。很显然，基于这一定义，REBT 治疗师并没有洗脑来访者。但是，我想你所认为的应该是比这些更细微的事。我认为你的意思是说 REBT 治疗师告诉来访者应该想什么，而不管他们现在的想法，并强制他们相信 REBT 的'妙语'。如果这是你所以为的，那么我认为受过良好训练的、有职业道德的 REBT 治疗师不会这样做（我不能够代表那些没有受过训练却冒充 REBT 从业者的人）。"

"REBT 认为心理健康的标志是有能力去独立思考，能够怀疑新的观点。它认为轻信、暗示性以及不辩证的思考是情感困扰的滋生区。所以，在展现理性原则中，娴熟的 REBT 治疗师会同时展示出来访者对于这些概念的理解以及他们自己的观点。"

"来访者和治疗师之间常常会进行有益的辩驳，在争论中治疗师旨在以一种尊重的方式（正如我希望现在想要展示给你的一样）去纠正来访者关于理性原则的错误概念。治疗师在任何时候都不能够坚持让来访者必须相信那些他们所教授的理性信念。如果治疗师这样坚持，这就是治疗师非理性的证据，比如'我必须让我的来访者理性地思考，如果我在这一方面失败了，这就证明我是一个坏治疗师，是一个没什么价值的人'。"

"优秀的 REBT 治疗师鼓励来访者表达自己的疑问，对 REBT 持有保留意见，持有异议，并认真地对待。这基本就是洗脑的对立面了。现在，REBT 治疗师的确持有关于心理困扰本质的且能最有助于治疗性改变的明确观点。REBT 也的确在这些观点上向来访者表示出自己开放的态度，并且竭尽所能将它们表达清楚。正因为 REBT 治疗师向来访者教授 REBT 原理，然而这并不意味着他们尝试洗脑来访者或者将自己的观点强加给来访者。"

"我个人的方法是澄清：①我会基于一定的框架提供有针对性的治疗方法；②除此还有一些提供不同框架的治疗方法；③如果来访者更适合其他的治疗方法，我很高兴能够给予引荐。我相信许多 REBT 治疗师会与来访者有同样的行为。我希望你能够同意这样一个远离洗脑的方法。REBT 治疗师有自己偏爱的治疗方法，但是如果来访者明显表现出不愿意或者不能够朝着理性的变化方向努力，那么治疗师们也要准备做出妥协。我还没有听说过一个洗脑者会准备好做出妥协！"

关键点

向来访者解释"给他们提供使用 REBT 模式的机会"与"用 REBT 原理给他们洗脑"之间的区别。

35

向来访者解释 REBT 在情绪和行为上的地位
并告诉他们感受和行动的区别

　　虽然一些来访者会错误地把 REBT 看作洗脑（正如之前所讨论的），另一些来访者却并不这样看，而是将其看作一种 REBT 治疗师会告诉他们应该感受什么以及应该做些什么的治疗方法。因此，他们常常会提出这样的问题："难道 REBT 治疗师不会告诉来访者应该感受什么以及应该做些什么吗？"

　　以下是我（WD）对这个问题的回答："作为一个 REBT 治疗师，我能敏锐地区分健康的和不健康的消极情绪。我的首要目标就是在鼓励他们承认、体验并关注于 A 的那些健康的苦恼并去帮助来访者减小消极的 A 给他们带来的困扰。但是，正如我在治疗中澄清的那样，你可以选择感受什么以及如何行动。正因为 REBT 理论提倡你减少自己的困扰情绪而非苦恼情绪，但并不意味着你必须要赞同这样的观点。对于行为也是一样的。我可能能够很好地指出你行为中那些弄巧成拙的部分，但是我绝对不会坚持要求你认同我的观点。"

　　"作为一个 REBT 治疗师，对于来访者在心理健康和困扰中应该如何感受、如何行动，我有自己的偏好，并且我会在治疗过程中较好地说清楚我的这些偏好。毕竟，我想要真诚地帮助你过上心理健康的生活，并且我相信 REBT 是一个能够帮助你的很好的理论。然而，作为一个 REBT 治疗师，我尊重你的自由，不会将我的偏好变成'必须'，即使这会使你仍然受困于心理问题。当然我会探究清楚其中的原因，但不会在最终分析中坚持让你去做一些健康的事。"

"顺便提一下，在一些与心理健康和困扰无关的问题上，REBT 治疗师对来访者的情绪与行为持自由放任的态度。比如说，你是去集邮还是去健身这都不是我所关心的问题，只要这些活动都是基于个人偏好并且不会对其他人或者环境造成伤害。"

关键点

向来访者解释你不会告诉他们应该感受什么应该做些什么。虽然你的工作是去概括来访者应该如何健康地应对消极事件，但是最终是由来访者决定是否遵循你的意见。

36

向来访者表明你的工作是帮助而非阻止
他／她们找到自己解决问题的方法

有些来访者，特别是那些接受非直接疗法的来访者，很关心 REBT 积极－直接的治疗手段是否会阻止他们寻找自己解决问题的方法。听完你所列出的 REBT 积极－直接的立场后他们可能会问："按照你所说的，在我看来似乎 REBT 治疗师会阻止来访者发现自己解决问题的方法。我这样理解对吗？"

对于这样的问题，我（WD）是这样回答的："为了回答这一问题，我需要区分两种解决方案，即心理方案和实用方案。在 REBT 中，心理方案主要是指识别、挑战和改变你的非理性信念；而实用方案则是另外一回事，是指以有效的方式行为化地去应对消极的诱发事件 A。按照这样的分析，获得心理解决方案有助于来访者运用实用方案，因此心理方案应该被首先获得。"

"现在，作为你的 REBT 治疗师，我假设你作为来访者尚未获得以信念为基础的心理上的改变。进而我假设我需要帮助你以积极的方式去理解心理解决方案是什么及如何应用它。一旦我帮助你完成了这一步，一般情况下你都能选择最好的能够解决你问题的实用方案。如果不能，我会帮助你确定针对你问题的具体化的实用方案，并鼓励你列出一系列行动的优缺点，以选择和执行最佳的实用方案。"

"所以，总而言之，我和其他的 REBT 治疗师们积极鼓励来访者理解和执行适用于他们问题的 REBT 取向的心理治疗方案，并假定一旦这样做了，来访者往往也能够自己去寻找合适的实用方案去执行。REBT 治疗师们在治疗的实际问题解决阶段进行干预时，就是帮助来访者权衡他们自己产生的解决方案的利弊，并选择最有效的行动系列。"

关键点

向来访者表明，尽管你将积极地帮助他们发现解决其心理问题的心理方案，但你并不会阻止他们去发现解决实际问题的实用方案。确实，一旦来访者能够应对他们的心理问题，他们往往也就能够解决自己的实际问题了。

37

向来访者解释治疗中的对抗不同于来访者与治疗师的过度对抗

当来访者过度对抗时他们会对 REBT 积极 – 直接的风格感到困惑。一个典型的问题是："难道 REBT 是非常对抗的吗？"

我（WD）对此类问题的回答是："REBT 基本上是积极 – 直接的心理治疗方法，作为你的治疗师我会积极地进行干预，并指出你态度中的核心问题，帮助你制订改变自我挫败信念的计划，这种自我挫败的信念构成了态度的核心问题。在与你的非理性信念进行辩驳中，我将用质问的方式带领你考虑这些信念在实证性、逻辑性和实用性上的本质。对那些在以前的咨询中较少被使用直接咨询方法的来访者而言，这些辩驳技术似乎是与来访者非常对抗的。与这些方法相比，REBT 积极 – 直接的方法导致人们得出了 REBT 极度对抗的结论。然而，如果我对积极 – 直接的方法做了充分的准备，并要求你同意这样做，特别是运用具有挑战性的辩驳技术，一般来说你不再会认为我是一个极度对抗的治疗师，尽管旁观的较少运用直接方法的治疗师，他们尚未完全理解 REBT 治疗师正在做什么，仍可能认为我是极度对抗的。不过，如果我未能为这种富有挑战性的行为给出令你满意的理由，或者未能获得你的允许就这样做，你确实会认为我是极度对抗的。"

关键点

向来访者解释作为治疗师所采取的有益对抗和过度对抗的差异，解释运用挑战技术的原因并获得来访者的许可后才能进行，以免来访者从你这里获得极度对抗的体验。

38

向来访者表明 REBT 中的结构化与把来访者放到治疗的束缚中是不同的

REBT 本质上既是积极－直接的，总体上又是结构化的心理治疗方法。有些来访者误解了结构化，并害怕处于严加约束的治疗之中。这类来访者会问这样的典型问题："你说 REBT 是结构化疗法，难道它不是来访者的'紧身衣'？"

我是这样回答这个问题的："虽然 REBT 真的是结构化的心理治疗方法，而熟练的 REBT 治疗师也会根据治疗中所发生的具体情况来改变结构化的程度。所以，有时候我可能是相当非结构化的，例如，当你开始谈论一个新发现的问题时；或者我用相当松散的结构化会面方式，例如在治疗的结束阶段，当鼓励你运用 ABC 框架去评估一个问题时。当然，在其他时间作为你的REBT治疗师我将是相当结构化的，特别是在与你的非理性信念进行辩驳时，尤其如此。还有，如果我给出了使用严格的结构化方法的理由，并获得了你的理解和同意，那么你就不会认为我把你放到了'紧身衣'里面，尽管旁观者仍可能这样认为。"

关键点

灵活使用结构化，向来访者解释为什么有时候你会采用非常结构化的方法并获得他们的同意，这样做将减少来访者认为你把他们放到治疗的"紧身衣"中的可能性。

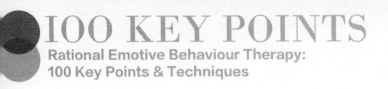
39

消除 REBT 只关心改变信念的想法

如果向来访者解释 REBT 认为非理性信念是情绪困扰的核心，来访者要想获得真正的帮助就需要改变这些非理性信念。这样有些来访者就会认为你是非常教条的，并提出这样的问题："难道 REBT 只关心改变信念吗？"

我（WD）这样回答这个问题："REBT 治疗师首要关心的是帮助来访者追求他们的基本目标和目的。为了加快这一进程，我会鼓励你们去体验关于消极事件的健康而非不健康的消极情绪，并对这些消极事件采取有效的行动。现在，作为 REBT 治疗师，我确实认为帮助来访者获得上述结果的核心方式是鼓励他们改变非理性信念，但这并不是我们唯一的目标。我们也有兴趣帮助来访者改变他们的信念、情感、行为、意向，以及他们的人际关系及其生活中的厌恶事件。因此，REBT 是一个具有多种模式而不是单一模式的治疗方法。"

"与此相似的问题是在治疗结果的研究中如何描述 REBT。在这些研究中，REBT 被看作认知重构方法的同义词，而不是运用情绪、行为、意向和关系 – 提升技术的多模式的方法。因此，心理治疗的研究者们也错误地得出结论：REBT 治疗师只对帮助来访者改变他们的信念感兴趣。"

关键点

鼓励来访者看到你致力于用不同的方式来帮助他们。仅仅因为指向改变非理性信念是 REBT 的核心方法，并不意味着治疗师只关心改变来访者的信念，应向来访者说明 REBT 是一种多模式的治疗方法。

40

REBT 可以被调整以帮助更大范围的来访者

一旦向来访者解释了 REBT 的实质，有些来访者或治疗师就会错误地认为 REBT 的适用范围是非常有限的——仅限于那些聪明善言的来访者。一个典型的问题就是："REBT 在很大程度上依赖于治疗师和来访者的语言交流，它也提出了一些很难掌握的概念，难道这不意味着 REBT 仅适用于那些能言善辩的聪明之人？"

我（WD）是这样回答这个问题的："这是对 REBT 公认的批评，我能理解你为什么这么想。我也向你展示了 REBT 复杂的、深奥的形式。我用了很多词，并以能反映 REBT 复杂性的方式来解释它的概念。然而，熟练的 REBT 治疗师也能根据来访者的语言和智力水平来调整解释的方式。REBT 也一直被用于智力和语言能力有限的来访者。只要做出适当的调整，REBT 对这些来访者也有很好的效果，这是大家公认的。换句话说，可以专门设计 REBT 以满足这类来访者的需要。"

关键点

拥有丰富的经验并做出适当的调整，REBT 可适用于广泛的来访者。要消除 REBT 仅适合聪明善言的来访者这样的想法。

100 KEY POINTS

理性情绪行为疗法（REBT）：100 个关键点与技巧

**Rational Emotive Behaviour Therapy:
100 Key Points & Techniques**

Part 4

第四部分

技术问题

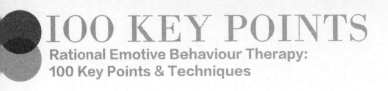

41

在治疗中要有组织有结构

REBT 是一种结构化的心理疗法。所以，如果你想要有效地运用 REBT 的话就需要和来访者在治疗过程中进行组织规划。为了维持咨访关系，你应该向来访者说明 REBT 中结构的运用。在这些说明中，你需要强调在治疗过程中不同时点上你所用的结构是不同的，而且来访者在反馈过程中也是可以商讨此事的。

1982 年，我（WD）在费城的认知疗法中心接受认知疗法训练。我从认知治疗师那里学习到了在治疗开始时拟订计划以提供有用的结构的好处。制订一份计划，以确保在治疗过程中那些你和来访者都希望关注的地方都能得到处理，这是一个很有用的方法。而且如果发现有没处理的问题的话，可以把它们放到后续治疗计划里。可以放到计划里的典型事项包括以下几点。

（1）先前治疗的家庭作业。

（2）来访者希望在治疗之初关注的问题，这个经常是来访者在前一周被困扰的问题。

（3）来访者对一些先前治疗没处理完的事物的反应。

（4）在治疗结束时，来访者对于你所做工作的反应。

另外，也可以包括任何治疗师认为需要讨论的重要问题。这些计划里的项目应该被优先处理以确保治疗时间的高效使用。

阿尔伯特·埃利斯（Albert Ellis, 1989）对这种计划制订的观点是，它可能会促成一种无用的用户至上主义，而且事实上可能会造成对核心问题的回避，因为它会鼓励抱有不适的不容忍信念的来访者将注意力集中在那些对他们而言面对起来威胁较小的问题上。当然这种危险是存在的，但是如果你能和来访者协商着制订计划，而不是一味地不加批评地接受那些他们想掩盖的问题，那么这种危险就会达到最小。特别注意那些被来访者放到其问题清单里或是在摄入量会谈的问卷中提到的却拒绝纳入议程的项目。在治疗过程中将这些问题加到计划里，并且和来访者讨论一下他们忽视它们的原因。所以，如果能够负责地运用计划制订的话，它将会成为一个确保治疗过程组织和结构化良好的重要方法，而非一种过度消费主义的活动。

对你和来访者而言，为治疗过程商定出一个计划，提供了一种评估治疗中新引入材料的方式。如果能够顺畅地使用计划的话，你就可以和来访者讨论某个新问题是否重要到需要使计划得到修正，或者其实它并不那么重要。如果是后者的话，那么先前同意的计划就需要被保留，这样新项目就可以在以后的治疗中再处理。我希望它是很清晰的，这样的话，计划的制订可以成为加强你和来访者在 REBT 中关系的一种补充手段。

先前我们提到过多样化治疗结构是很重要的。举个例子，可能会有很多这种时刻，来访者困扰于生活中的一个新问题，这个时候你可能会采用利于放松治疗的结构，以保证来访者能以一种开放的方式去探索他们的感受和反应。如果你允许来访者这样做的话，你总可以在后面收紧结构以帮助他们能更正式地发现他们关于这些诱发事件的非理性信念。

同样也需要根据来访者的个人风格来变化治疗的结构。你会发现和一个有着表演型人格的来访者工作时用一种严谨的结构是多么重要。这样做可以给他们提供一个模式，帮助他们开始构建并组织自身经验，但没有不受控的表演性展示。然而，碰到一个有强迫性人格的来访者时，你就需要少一些结构化以鼓励他们放松自己严格的组织控制。当然了，这样的做法需要慢慢来，因为他们可能不会那么容易忍受在治疗中这么快就失去结构。

关键点

通过制订计划等组织方法让治疗过程的管理更加结构化，同时准备好在治疗过程中的不同情境下针对不同的来访者运用不同的组织方式。

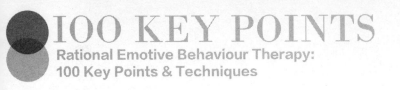
42

获取足够的信息以助治疗任务的完成

在我们的经验里，不同的 REBT 治疗师在治疗过程中从来访者那里收集多少信息是非常不同的。一些治疗师喜欢遵循医学或精神病学实践在治疗中做相当严格的评估。在这个过程中他们会得到非常多的信息，而其中很多信息其实都是多余的，是治疗中不会用到的。一些治疗师不会在治疗之初做一些结构化的检查，而更喜欢以教给来访者 REBT 的 ABC 理论开始，并用这个框架去收集一些与来访者目前的困扰相关的信息。这些治疗师会随着治疗进程持续地做评估。在这些年的实践中，这两种收集信息的方法我们都有所体验，同时也发现它们都有各自的优势和缺陷。

这种在一开始就做广泛评估的好处在于，可以获得有关来访者足够的信息，这有助于你从一个更全面的框架去理解来访者，并且可以构建一幅图画以发现其问题之间的联系。然而，就算你为这种方法提供了看似合理的解释说明，很多来访者还是会对这种冗长的评估失去耐心，特别是那些以为治疗是相对简短干预的来访者。这样做的风险在于很多来访者会在治疗真正开始之前就放弃了，因为他们会因为你不能更快地注意到他们的问题而感到烦扰。

而不在治疗之初进行一些细节评估是因为，你可能会忽视一些你不专门问来访者就不说的重要信息。在两个记忆深刻的情境里，我（WD）很晚才发现来访者有酗酒问题，而在我问他们为什么没有告诉我这件事时，他们答道："因为你从来就没问过啊！"（Dryden，1992）

现在我们推荐一种折中的做法，如果案例很复杂的话，我们可以完成一些非常细节化的评估，同时如果来访者的时间非常有限的话，我们也要尽快进入治疗之中。所以，有几个不远万里而来的来访者只是要来我们这里做几次治疗时，我们就没有再做冗长的评估而是直接开始了工作。

推荐使用结构化的生活史问卷，例如阿诺德·拉扎勒斯和克利福德·拉扎勒斯（Lazarus and Lazarus，1991）的多模式生活史调查表（multimodal life history inventory），可以帮你对来访者有一个相对全面的理解而不用因此占用治疗的时间。当然，你需要注意来访者对问卷的反馈中需要探究的部分，同时也要去挖掘那些被忽略了的重要部分。总而言之，这种方法提供了一种从来访者的历史和个人人际关系方面理解他们的渠道，而且对于时间的利用也是非常有效的。

当来访者开始在 REBT 中陈述他们的问题时，有两个信息收集方面的陷阱需要避免。一个陷阱是，你需要防止花费太多时间去收集一些对与来访者靶子问题 ABC 的理解关系不大的信息，特别是要避免收集太多和 A 因素相关的不必要信息的诱惑。来访者可能会非常渴望去说很多生活中有关 A 的很广泛而又不太重要的事情，而且如果不注意的话你还可能会增强这种倾向。另一个陷阱是，如果你不花费一些时间去理解特定 A 的发生情境的话，你可能会错过一些相关的重要信息。举个例子，如果你的一个来访者因为她父亲的不可理喻行为而生气的话，那么去发现背后的原因，将会影响你怎样处理这个具体的问题，到底是她的父亲有精神问题呢，还是也许他刚经受了丧母之痛。所以，你不要太快进入咨询，避免忽略一些关于来访者遇到的消极事件（A）的重要信息。

关键点

获取足够多的信息去帮助自己更有效地进行 REBT 工作。灵活运用信息收集策略。有的时候你会需要采用综合性的结构化评估，而另一些时候你需要直接应用 ABC 框架。将问卷作为一个能有效利用时间收集来访者信息的方式。

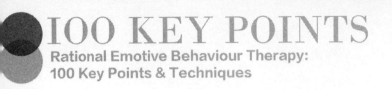
43

行在正路上

普通的社会交往中两个人的谈话可能会在一个很广泛的范围内涉及很多问题。比如说，你某天与一个很久不见的朋友不期而遇，你们可能会通过询问对方的健康状况开始一段对话。你可能会提到最近某次去看医生时，你的家庭医生并没有一个轮候清单，然后你对此进行一些评论。你的朋友可能会接着轮候清单这个事件，然后告诉你他申请了一个当地的大学，但是却没有进入候选名单。接下来你可能会问他希望这个课程对他的职业有什么帮助，然后他也许会告诉你因为经济衰退的原因他对自己的工作有一些担心。你可能会再告诉他你自己的金融问题，然后这有可能会引发一场关于英国经济的讨论。可能接下来你又会讨论这些不可信的政客们，而这又可能会引发对于信任意义的谈话等。

也就是说，这类社交活动会允许话题的随意切换，或者说这样的转换也是对人际关系的一种润滑。所以，当来访者来到 REBT 治疗中时，也会带着这种他们长久以来形成的容易跑题的交往习惯。而且如果你的来访者接受过这种鼓励漫无目的谈话的心理治疗的话，他们的这种倾向会加重。所以一些接受过非指导性或精神分析疗法的来访者可能曾经被鼓励在一种开放的、非结构化的方式中探索自己的忧虑，这种方式增强了这种随意的谈话。这样的结果就是，你不只需要告诉来访者社交对话和治疗对话间的不同，还需要向他们解释在讨论他们的问题时保持方向的重要性。告诉他们随着时间变化你可能会礼貌地打断他们以使他们聚焦于其问题上。你需要解释随意的谈话是一种人类的自然倾向，如果你觉得他们偏题的话会打断他们，关于这一点，要事先征得他们的同意。事先征得同意会比没有解释和没有获得同意就打断来访者对咨访关系影响较小。

在第 41 个关键点我们提到按治疗计划进行是很重要的，但是治疗计划需要灵活地处理，以便于新信息得到评估，以决定对于它的介绍是会增进治疗过程还是会干扰治疗过程。这种评估在这里也是很重要的。举个例子，来访者可能会介绍一些他们认为很重要的资料，特别是当他们开始在事物之间制造联系时。所以，可能你的一个来访者会在谈论工作中关于老板的一个问题时，忽然说到这个问题让他想起他对待父亲的惯用方式。因为在治疗中你会碰到很多有关选择的地方，所以用一些手段判断出这个新的信息是会增进治疗过程还是会破坏治疗过程是很重要的。如果你认为这个新信息是重要的，那你可能会允许这种话题转换的发生。然而不幸的是，并没有一些严格而又快速的原则来对这种情况作出指导，因为新信息的重要性需要视具体情境而定。所以，在这种情境中，和来访者一起评估新材料的重要性，然后再决定是要改变路径还是坚持原先的话题。如果你们已经建立了反思过程（见第 7个关键点）的话，那至少你们需要针对这些做一个讨论。

一些治疗师相信来访者对特定问题越不舒服的话，越可能会触碰到他们问题的核心，然后越是跑题的来访者可能会有更强的需求去改变谈话的主题。你需要将这种特定的需求记在心里，同时你需要对来访者回避痛苦经验以保护自己的典型方式有详尽的了解，然后你就可以判断某个来访者是否正在用这样一种防御机制来阻挡你去触碰一个痛苦的核心问题。另一个你能评估这种新引入信息重要性的方式就是询问来访者，这些和他们手边的问题相关的新信息是否是核心的、重要的。如果你教会来访者这些评估新信息的策略，这也是另一种保持治疗方向的有效手段。

关键点

认识到来访者在治疗中会很容易改变对话的主题。和来访者评估这些新信息的重要性，然后决定是要更改行动方针还是继续原来的问题。

44

来访者问题处理的优先级

如果来访者只将一个问题带到了治疗中，那对治疗师来说事情就很简单了，因为对来访者和治疗师而言需要处理的事情是很清晰的。然而，就算是在"单一问题"的治疗中，情境可能都会比看起来的更复杂，因为来访者在被情绪问题困扰的同时可能会有相关的现实问题。所以，一个来访者可能在和生气作斗争的同时又有着因为情绪的爆发而失去工作的现实问题。

来访者同时也可能会因为初级情绪问题而产生次级情绪问题（参见第 55 个关键点所做的讨论）。所以，一个人可能会因为对于疼痛的感受而来寻求帮助，但同时又因为有这样的感受而感到羞愧。那么在一个特定的情境中你和来访者怎样去选择最合适的问题来处理呢？

一个原则是，你需要在现实问题之前先处理情绪问题。为了让来访者能够恰当地处理现实问题，他们需要处在一个心灵健康的状态之下。另一个原则是，相较于初级情绪问题，你一般需要先去处理次级情绪问题，因为如果来访者因为一个情绪问题而感到次级困扰的话，她会很难专注于处理这个情绪问题。

当然了，来访者很少会只将一个问题带到治疗中来。通常情况是，他们可能会有很多很多的复杂问题，并且涉及一些现实问题以及次级情绪问题。所以，首先要做的工作就是，去挑选并关注来访者身上最适宜且最重要的问题。

为了对复杂性进行排序，最重要的是你和来访者要对他们希望在治疗中得到处理的问题有着正确的理解。因此，我们建议你遵循认知疗法同事们的做法，和来访者一起列一个问题清单。这能让你和来访者把将要讨论的问题清晰地呈现出来。向来访者解释该清单的重要性，并且在 REBT 的初次会面中就着手制定它。然后，以家庭作业的形式，鼓励来访者去完成这个清单，并且在接下来的咨询中带上两份，来访者拿一份，你拿另一份。需要强调的是你需要尽快进入这个清单，因为在治疗推进的过程中你可能需要增加或删减一些条目。另一个需要强调的是，在治疗过程中，你可能会发现几个核心的非理性信念，而它们则是来访者清单上很多问题的原因。

在鼓励来访者列好问题清单之后，让他们以自己最期望得到解决的顺序将这些问题排序。告诉来访者在排序的过程中要记得，有一些他们希望去解决的问题可能不像别的问题那样让他们不舒服，这些问题可能不必去重视。一旦得到了这个按优先性排序的清单，就可以开始去关注详细的问题了。

一旦开始处理某一具体问题，就要遵循理性情绪行为疗法的全部流程（Dryden and Neenan，2004a）。就像我们后面（参见第 46 个关键点）会讨论的那样，需要避免的是在每一场不同的治疗会面过程中处理不同的问题但最终却什么问题都没有解决。而在每一次会面的开始询问来访者他们想要讨论的问题的风险是，他们可能会专注于最近发生的令他们困扰的诱发事件。而如果你处理了这些的话，可能会导致在先前咨询中开始的工作难以完成。如果你要应用理性情绪行为疗法的流程，很重要的一点是在处理下一个问题时要先完成前一个问题的流程：一旦你和来访者开始处理一个问题，就要一直专注于该问题。当然，这一原则也会有一些例外情况，但是就大部分情况而言，这是一个需要遵从的有效原则。

在 1988 年的一次工作坊中，雷蒙德·迪吉斯裴（Raymond DiGiuseppe）概括出下面这条在处理来访者问题时需要遵守的准则：除了下面强调的内容以外，所有其他事物都是平等的。他认为有关暴力的问题需要被首先解决，因为它对于来访者或其重要他人的健康会构成直接威胁。接下来需要处理的是工作和经济问题，这排在性问题和人际关系问题之前，因为在雷蒙德的观点里，丢掉工作是比性或人际关系问题更严重的事情。雷蒙德认为，相比于性和人际关系问题，没有工作的生活会更加不舒服。我们同意雷蒙德的分析，尽管我们会补充说，如果来访者有不同的

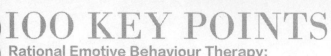
观点的话，把你的观点强加给他们是毫无意义的。在这里，我们建议你在治疗的过程中要注意维护你和来访者之间形成的工作联盟。

在这里你需要思考的另一个问题是，你和来访者想要以一个什么样的问题作为开始，是一个在来访者生活中非常普遍且非常难以解决的问题呢？还是一个不那么普遍并且比较容易解决的问题呢？如果你选择了一个可以很快得到解决的问题，这可能会让来访者产生一种"改变是很可能发生的"这样的意识，同时也会建立起来访者对你的信任。另外，如果来访者满脑子想的都是那个更普遍的问题，那么在解决那些不普遍的问题时效果可能就会不好，因为他们的注意力根本不在那儿。

总的来说，在和来访者商量先处理哪个问题的时候要灵活应变。在处理一个问题时获得来访者的承诺，也许是这其中最重要的因素了。

关键点

在和来访者决定要处理哪个问题时要考虑多方面的因素。和来访者开诚布公地讨论这些因素，以确定出你们都认为是最合适去处理的问题，并且要获得他们的承诺。

45

针对来访者的问题，问具体的例子

在特定的情境中，来访者会让自己陷入困扰。所以鼓励来访者在谈论自身困扰时清晰具体的表达就很重要，然后询问他们这些问题的具体事例。这会帮你在解决该问题时能够提出有针对性的 ABC 框架。鼓励来访者具体化自身问题，同时也会帮助他们在讨论中有更多的情感卷入。如果他们在一个抽象的角度上谈论自身问题的话，你能接收到的只是综合的、理智的、非情绪性的概括，这会让你难以提出有意义的措施，并且增加了帮助他们的困难。

怎样帮助来访者尽可能将自身问题具体化呢? 首先，你可以鼓励他们找出一个近期发生的与问题相关的例子或者该问题的典型事例。需要确保的是，他们所选择的这段经历要有足够的自身感受的体现，这能够帮助你更清晰地理解有哪些因素包含在这个问题里。在这样做的时候，要鼓励来访者用尽量简洁的描述性方法展示，以便于你理解事情是如何发生的，就仿佛你通过录像带或是录音看到了整件事情一样。

如果来访者提供了与其问题相关的重要而又具体的例子，那么你就可以帮助他们识别出 A 因素中最重要的部分（参见第 48 个关键点），以及在这段经历中他们所体验到的明确的情绪。如果来访者能够识别出清晰而又重要的 A 因素以及具体的情绪，这会让你帮他们找出这个问题里那些核心的非理性信念。然后，按照流程，鼓励他们投入到与非理性信念的辩驳中，这有助于治疗改变的发生。

如果一些来访者总是难以找到有关问题的具体事例,就需要引入一些临床手段。试着用一些暴露训练（在临床上或咨询中），角色扮演，重新体验一段相关经历仿佛它正在发生一样，以及想象练习。如果这些都失败了的话，你就得接受在这种模糊抽象化的情境下去帮助他们了。如果是这种情况的话，接下来就要接受你可能只能在很小的程度上帮助他们这一残酷事实了。但是不管怎样，不要放弃，微小的帮助总比没有帮助要好。

关键点

鼓励来访者在谈论自身问题时尽可能具体化，这样做可以让你更精准地评估他们的问题并且会促进治疗改变的发生。

46

始终专注于一个问题

就像在第 44 个关键点提到的那样，一旦你和来访者决定开始处理一个问题就专注下去，这是非常重要的（这种问题一般被称为靶问题）。我们已经将一种现今被称为理性情绪行为疗法的基本步骤模式化，其中包括六个步骤，这有助于你在处理靶问题时进行参考（Dryden and Neenan, 2004a）。除非有特别的理由，否则就应该鼓励来访者专注于该问题并且遵从这些步骤，直到达到治疗标准。而这意味着来访者需要在现实生活中践行那些新建立起来的理性信念，并且取得一些成效。也就是说，如果在治疗会面的过程中，来访者提到了一些新事情的话，你需要很仔细地作出评估，只有在这些事情真的非常重要的时候，才能把他们提到正在讨论的事情之前，否则治疗过程可能就会横生很多枝节。

同时，也有一些情境需要你和来访者将注意力从当前的靶问题上转换过来。首先需要考虑的是事关来访者生活的危机性事件。比如说来访者面临新的重大变化，特别是涉及自杀或是暴力事件时，就需要治疗师毫不迟疑地开始处理这些事件，直到来访者的状态变好。而对于这个原则唯一的例外就是，对有的来访者来说，每件事对他来说都是危机。如果是这种情况的话，你需要教他学会冷静，告诉他：①一个问题是否演变为危机取决于他怎样对待；②就算新问题出现了，他们也可以继续专注于先前确定的靶问题。

另一个需要转变治疗问题的情境是，在咨询中，来访者变得非常困扰（这是次级问题）以至于不能专注于初级问题。如果这种情况发生了的话，转换到次级问题的处理上，直到来访者的状态达到标准。

第三种需要转换关注点的情境是，当一些新的诱发事件发生在来访者身上时，比如丧亲、失业或是突然生病。如果不关注这些的话就会缺乏敏感性，并且不利于治疗。这种情况下也是需要马上将注意力转换到这些新的不幸之上，直到来访者的状态达到标准。

最后一种需要转换关注问题的情境是，当另一个问题已经很明显地对来访者生活的方方面面造成了不良影响时。举个例子，你本来可能正在处理来访者的焦虑问题，而来访者又出现了影响更大的抑郁问题。如果这种情况发生了，马上切换任务到抑郁的处理上，直到来访者的状态达到标准。

关键点

一旦和来访者确定了靶问题，就坚定不移地将注意力放在处理该问题上，直到来访者的状态达到标准。同时需要考虑那些可能出现的例外情况。

47

慎重地使用提问

作为一个 REBT 治疗师，在治疗过程中你可能会提出大量的问题。当你在收集来访者有关问题的信息时，以及鼓励来访者识别、挑战和改变他们的非理性信念时都会涉及提问。鉴于提问技术在治疗过程中起到的重要作用，就需要对其慎重使用，并且非常需要注意提问时要避免下面这些错误。

问不相关的问题

当运用提问技术对来访者做出整体的判断时，避免问一些不相关的问题。特别是要避免由于自己的好奇问一些问题，而不是那些有助于更好地理解来访者及其问题的提问。为了确认自己这种提问与问题的不相关程度，随机挑选一些治疗过程录音，然后在自己回顾的时候，问问自己："我为什么要问那个问题？""我是真的需要知道那个信息吗？还是只是出于个人的好奇？"与此同时，还可以和督导探讨一下这个问题。

提问模糊不清

当你用 ABC 框架来评估来访者的问题时，你需要询问来访者在诱发事件中的关注点，以及困扰他们的情绪和行为。这会帮助你更容易地识别出他们的非理性信念。笼统的提问只会获得笼统的回答，而这会干扰评估过程。就笼统问题和具体化问题的提问对比举个例子："当那件事发生时你是怎么反应的？"（比如"当你的老板批评你时，你的感受是什么？你又做了什么？"）。

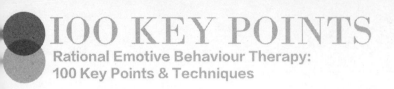

问太多"为什么"

有些有关"为什么"的问题会是建设性的，然而问太多这种问题，可能会让来访者产生防御，他们可能会将你的询问体验为一种批评或是审问。而且，这种提问可能反映出一种根据来访者的行为推测出很华而不实的原因的倾向，这些原因是有趣的却可能是无用或不准确的（比如说："你为什么一直拒绝亲密行为？"）。

提问过多

这在治疗中，特别是在辩驳过程中是一个风险。这些年来我们听说过的以及督导过的一些 REBT 治疗师，像连珠炮一样地对来访者提问，那阵仗就像是面对敌对证人不停发问的律师一样。而这种情况很少具有建设性。所以，当你问问题时，特别是在和来访者的非理性信念辩驳的时候，要确保自己使用一种智慧而又敏感的方式，以保证来访者能够思考他们的答案（Neenan and Dryden，2002）。

不能良好地评估来访者的反应

在提问题的时候，要评估来访者给出的答案。强调这一点的原因是，有时来访者会答非所问或者无视问题。一个首要的原则就是：当你提出一个包含特定治疗目的的问题后，要对他们的回答做出评估，然后如果你觉得来访者没有回答你的所问时，要巧妙地让他们注意到这一点，并且再次提出该问题，有必要的话可以换另一种方式。下面是一个例子。

治疗师：当你的老板批评你时，你有什么感受？

来访者：我感觉，又来了，除了批评没什么了。

治疗师：这是你的想法而非感受，当他批评你时你内在的感受是什么呢？

来访者：嗯……我感觉很生气。

没有给来访者足够的机会做出反应

如果你提出了很好的问题，那么就要给来访者回答它的机会。抱有低挫折容忍能力处事原则的 REBT 治疗师很可能会太过于急躁，而使来访者不能很好地去思考那些比较难回答的问题。这种治疗师经常会自己回答那些自己提出的问题，特别是在咨询时的辩驳过程中。

举例来说，你可能会问这个问题："你必须要做得很好的依据是什么？"来访者可能并不能立刻作出回答，随着时间的推移你会发现自己可能会替来访者回答了这个问题："根本没有依据表明你必须要做得很好，你只是期待这样做。"鉴于 REBT 治疗师的一个主要目的就是鼓励来访者去思考自身，所以给他们足够的机会这样做是很重要的（Neenan and Dryden，2002）。不要急着去回答自己提出的问题，否则治疗就会变成独白而非谈话了！

难以改变提问的方式

确认来访者是否对这种苏格拉底式提问适应良好是很重要的。苏格拉底式提问，在这里指的是这种鼓励来访者思考自身以及开放式的问答。有一些来访者会觉得这种苏格拉底式提问很难回答，而这时你还是坚持这样提问的话，情况不仅会变得令人难受，还会对治疗有害。如果你发现有的来访者对这种苏格拉底式提问适应不良的话，要改变提问的风格，考虑尝试封闭式的问答。下面举个例子，不要去问来访者"当抱有哪些想法时，你会使得自己很焦虑？"，或许你可以问"你觉得自己必须要做得很好吗？还是，你想要做得很好，但是并不是必须这样？"

不能恰当地使用开放性问题和理论派生性问题

将开放性问题和理论派生性问题区分开来是很重要的。开放性问题一般类似这样："当抱有哪些想法时，你会使得自己很焦虑？"，而理论派生性问题是指从 REBT 的理论中派生出来的问题，比如"当你有哪种需要时，你会使得自己很焦虑？"。给一些来访者提问太多开放性问题有时是缺乏建设性的，因为有时他们会缺乏耐心去思考关于"想要"和"需要"的区别。如果出现这种情况，给来访者简单解释说明一下这两者的区别，随之再提出理论派生性问题。当然，对于那些有能力清晰地思考自身以及喜欢独立思考的来访者，这种开放性问题会比理论派生性问题更适合。

关键点

注意 REBT 中的提问方式，了解哪些错误需要避免。

48

评估诱发事件 A 时需特别注意的问题

在 REBT 的理论中，A 代表诱发事件。起初这个概念看起来好像很简单的样子，但是其中却包含着极大的复杂性。

（1）诱发事件构成了来访者置身的大环境中的一部分。当他们向你描述 A 时，可能会谈论那个大环境，而不能聚焦于真正困扰他们的小成分。

（2）就像鲁斯·韦斯勒和理查德·韦斯勒（Wessler and Wessler，1980）所指出的那样，A 经常是来访者对自己所知觉到的事物的推断和演绎。所以当一个来访者告诉你，当她在给一群学生作报告，所有人都感觉她的展示很无聊时，她所指的并不是一个现实的场景，而是她所认为的。就像鲍勃·摩尔（Bob Moore，1983）所强调的那样，推断总是纠缠在一起形成推断链。当这种情况发生时，你需要帮助来访者识别出这些纠缠在推断里的最本质的部分，这些推断潜藏在他们的困扰之后形成了来访者的非理性信念 [可参见 Neenan 和 Dryden（1999）对此的详细论述]。

（3）我们具有迅速将注意力切换到诱发事件不同方面的能力。我们用不同的方式评估了这些方面，并且这些评估（或非理性信念）导致了不同的困扰感受。所以，如果你认为来访者对于某个诱发事件只有一种感受的话，那恐怕是你对来访者的体验过于简化了。

（4）像在第 21 个关键点讨论的那样，来访者对于诱发事件的解释常常因为他们的非理性信念而看起来五花八门。如果出现了特别夸张化的表述（比如"我觉得自己要死了"），这时鼓励来访者假设这是否是真的并非明智的做法，因为面对这么大的悲剧，你去帮助他们更理性地思考是不太可能的，这时最好将其视为一个先前的非理性信念所导致的严重歪曲的解释。

鉴于诱发事件 A 的复杂性，所以在评估它时要特别注意。同时这样做的时候要谨记下面的几个关键问题。

（1）我是不是在评定 A 中在临床上最重要的部分，也就是引发来访者非理性信念的那部分？

（2）我是该关注那些可以向来访者展示其能理性思考的部分呢？还是需要去跟她解释她的非理性信念对她的推断所造成的影响呢？如果是后者的话，你需要帮助她找出在推断链的前段那些相对不那么消极的 A。然后你可以识别出有关这个 A 的非理性信念，并向来访者展示它是怎样引发出那些在推断链后段所出现的过分夸大化的推断的。

另一个可以运用的有助于减少因为 A 的复杂性所产生的困惑的策略是，训练来访者自己去寻找那些在自己的困扰中占据重要地位的 A 的部分。鼓励他们向自己提问："在那个情境中最困扰我的是什么？"，或者教给他们推断链。当你教给来访者如何去识别困扰他们的 A 中的重要元素时，鼓励他们去找出困扰他们的主要情绪。记住这些并且在脑海中不断回顾，然后鼓励他们利用这种感受去搜寻那些引发他们非理性信念的相关情境。同样的，你还可以教他们问自己："在这个困扰我的情境里，发生的最糟糕的事情是什么？"，这和下面这种问法是全然不同的："在这个情境中，能够发生的最糟糕的事情是什么？"基于此，你的兴趣点就更多地放在了来访者所经受的实际困扰（经验推断），而非他们原本可能会受到的困扰（理论推断）。

训练来访者运用推断链是很复杂的，而且可能只有很少一部分来访者能够有效运用。事实上对于 REBT 咨询师（无论是新手或富有经验的咨询师），想要精通这种技术都是有难度的。如果你要去教来访者这种链式推断的话，可以参考鲍勃·摩尔（Moore，1983）对于这项技术所给出的详细步骤指导。谨记链式推断的目的是去找出来访者的 A 中在临床上最重要的部分，而不是去找出在这之下的核心信念。当然了，也可以这样做，而且一些认知派的咨询师也是这么做的 [参见 Burns（1999）对于用箭头向下技术（downward arrow technique）的讨论]。

最后，在你和来访者相处一段时间之后，你开始了解困扰他们的 A 的类型。之后你可以帮助来访者识别其困扰的主题，并且运用这些主题作为识别生活中具体问题 A 的指导。也就是说，如果来访者在治疗中多次提到他们因"拒绝"而使自己困扰，那么你就可以考虑鼓励他们问自己，当他们在社交情境中感到情绪低落时是否认为自己遭受了拒绝。

随着治疗的推进，当来访者在 A 中持有的一个或多个关于循环主题的非理性信念表现得越来越清晰时，你可以在一个更加抽象的水平上去帮助来访者识别并处理关于主题 A 的核心非理性信念（比如，对于赞赏的需要）。在治疗的后期去做这些事，因为就像我们在书中其他地方提到的那样，来访者不是因为笼统的主题而使自己受到困扰，而是因那些体现主题的具体事件而受到困扰。

关键点

意识到对于 A 的评估远比最初看起来的要难。努力寻找在来访者问题中那些在临床上最重要的 A。

49

聚焦于核心的非理性信念

核心的非理性信念指的是那些在来访者的困扰中占据重大比例，并且能够解释为什么来访者能够在各种不同的情境中都会困扰自己的信念。核心的非理性信念一般都是综合的而非具体的，并且能够在你和来访者处理了具体的非理性信念之后被很好地识别出来。核心的非理性信念倾向于存在于来访者在不同情境中都表现出的共同的非理性信念中。下面举个例子来说明："在生活中的大部分场合我都必须要有掌控感，如果我失去掌控了，那将会很可怕，而且这表明我在某些方面很糟糕。"

有时来访者可能会在具体的情境中表现出这种非理性信念。也就是说，抱有这种核心的非理性信念的来访者可能会觉得在公众场合讲话很令他焦虑，因为他会害怕在讲话的流畅性方面失去控制。同时他也可能会在建立亲密的人际关系方面有困难，因为他相信自己必须处于上风并且在这些关系中处于掌控的位置。回避反应同样可以提供核心的非理性信念存在的线索，即来访者会倾向于回避这种可能会威胁其控制感的情境。

有些 REBT 咨询师认为为每一位来访者设计出一个案例结构是很重要的，意思是指建构一个来访者核心的非理性信念的总览图，以此展示它们将会如何影响来访者具体的非理性信念，解释情绪上、身体上和行为上的症状模式，以及它们如何影响来访者个人人际关系（Dryden，1998）。这里重要的不仅是帮助来访者识别出他们核心的非理性信念，还要帮其理解这些信念对他们现在的生活所造成的影响，以及如果不改变它们，将会持续在未来的生活中造成的影响。比如说，如果一个来访者核心的非理性信念是有关依赖的，帮她明白持有这种信念会促使她去组建自己的家庭，所以她经常会卷入和他人的感情中，就算那人其实不适合她。同时告诉她，她可能会为了不去体验独立所带来的不适而去组建家庭，而且这也可以解释为什么她一边抱怨着自己的潜能没能发挥一边却不去承担风险。

核心的非理性信念不仅能解释为什么在不同的情境中来访者都会使自己陷入困扰，同样还能解释为什么他们会为了短时的舒适而放弃长远的所得，并因此对自己形成限制。也就是说，持有"依赖"的核心非理性信念的来访者会去寻求熟悉的环境以获得他人对自己的照顾，因为她觉得这样做让自己很舒适，而不顾这种行为可能会对自己长远的幸福产生深远的阻碍。

在处理来访者核心的非理性信念的同时，帮助他们建构可供选择的核心理性信念，然后看当他们相信并实践这些更健康的理性信念时生活会有什么不同。同时帮助来访者对个人改变形成一个现实的看法：不仅要帮助他们认识到改变核心的非理性信念的长远好处，也要鼓励他们去接受这样做会承受的短期不适，比如说他们会需要忍受不舒服以及一定程度的不熟悉。

随着治疗的推进，提醒来访者在关注核心的非理性信念的同时也要注意在特定情境下显现的具体非理性信念。教来访者学会去问自己这类问题："去控制这倔强的大脑真的是我想要的吗？"，帮助来访者认识到他们需要在不同的情境中反复地与核心非理性信念做辩论的重要性，因为这样做可以鼓励他们坚持按照新建构的核心理性信念做事，而不去继续坚持那些旧的核心非理性信念。

最后，你需要帮助来访者将其核心理性信念从生活中的一部分推广迁移到另一些可能并没有在治疗中提到的领域。这个过程同时也包括去处理那些可能失效的以及旧态复萌的问题。因为核心的非理性信念在来访者的信念系统中处于一个更中心的位置，并且有着更加渗透性的影响，相对来说也是更难改变的，这也意味着那些情绪以及行为上的失效和故态复萌也是非常容易产生的。帮助来访者去接受这个残酷的现实，有关预防复发的问题可以参考第

22 个关键点。

关键点

认识到核心的非理性信念潜藏于来访者的很多困扰之下。关注这些核心的非理

性信念并且帮助来访者去改变它们，并去领悟这其中的艰难。

50

寻找隐藏在来访者言行举止中的非理性信念

在 REBT 治疗的初始阶段中你将会经历下述情境：

① 和来访者一起找出他们的困扰情绪和自我攻击性行为；

② 教会他们 REBT 的 ABC；

③ 就他们具体的非理性信念进行辩驳。

像之前提到的那样，接下来你会帮助他们去识别、挑战以及改变核心的非理性信念。此外，在治疗进入中期之前，鼓励来访者识别出那些隐含在他们言语和行为中、但却和 C 中他们的困扰情绪和行为没有直接关联的微弱的非理性信念也是很有帮助的。这样做的重要性在于可以帮助来访者在自身的非理性理念中作出系统改变。

来访者可能并不能意识到这些非理性信念在他们的言行举止中产生的广泛影响，所以会巧妙地持有这些非理性信念。在治疗的开始阶段，你需要对这些隐藏在来访者言行举止中的非理性信念有所觉察，然后可以利用这些信息建立并且检验有关来访者隐含的非理性信念的本质的假设。当然了，不要急于在治疗的初始阶段就直接去处理这些隐藏的非理性信念，因为在处理这些隐藏的非理性信念之前，更重要的是让来访者意识到那些明显的非理性信念。

那么存在于来访者言语中的非理性信念又是怎样表现出来的呢？想象一下，在治疗的初期，在一次会面中，来访者来晚了一分钟并对此不停地道歉，这可能预示着在有关时间方面或者是对于一些可能发生的拒绝，他有着一些非理性信念。再想象一下另一种情况，在初次咨询结束时，来访者在付费的时候说："你能看我实在是太好了！"，这种情况可能预示着一种关于赞扬的微妙的非理性信念。而在处理团体治疗时，通过仔细聆听来访者和他人的交流，你会获得很多关于这种微妙的非理性信念的信息。

隐含的非理性信念同样会存在于来访者的行为之中。眼神接触：一些持有与羞愧相关的非理性信念的来访者，可能会在其治疗或社交中频繁转换目光关注点时显示出来。当然，在和他人的交流中我们都会转变眼神的关注点，但是持有这种羞愧相关信念的来访者，这样做的目的是为了去避免那些他们觉知到的来自他人的严厉或是不赞赏的观察目光。然而，他们在这样做的同时，也展现出了他们的非理性信念，同时也在不知不觉中加强了它们。

当来访者在改变自己的核心非理性信念中取得进步，并且开始处理新的核心非理性信念时，你可以将他们的注意力引导到那些日常生活中言行举止上的细微的非理性信念的处理上。

关键点

觉察到来访者司空见惯的言行举止中隐含的非理性信念。在治疗初期将这些信念作为评估的一部分，然后在治疗的后期，等到来访者在那些更明显的非理性信念的改变上取得进步之后，再去处理它们。

51

允许来访者持有一段时间的非理性

　　REBT 的主要目标是鼓励来访者做出深刻的人生哲学的改变，以便尽可能地促进他们的心理健康。然而，仅有非常少的来访者会留下来治疗，直到获得心理上的改变。即使你所有的来访者治疗的时间足够长，即使你的来访者很想获得改变，可能他们中的大多数也不能获得如此深刻的改变。这是因为高水平的心理功能仅能在那些没有太强的自我干扰的个体身上实现。大多数的来访者将满足于更有限的或者说更现实的治疗目标。如果你非要雄心勃勃地让来访者实现你认为他们能实现的目标，这很可能与来访者想从治疗中实际寻求的东西不符。

　　我们认为大多数人并没有心理问题或者他们并不会为他们确实有或经历的被我们称为"一段时间的非理性"的问题来寻求治疗。因为，他们可能因为一个诱发事件而困扰一段时间，但是过不了多久他们会后退一步重新思考这个经历或者关注其所处环境中的其他方面。来访者并不认为这种有限时间的困扰是一个问题。确实，有些个体，也包括我们自己，可能会因某个经历而困扰自己，但是能够很快地把这个经历放到一个更加理性的视角去看待。

　　我（WD）经常给来访者讲下面的故事：我离开家去过周末，邻居跑来告诉我，我的房子漏了，因为房子的外墙上出现了一个巨大的冰流。我对这个消息的反应是想到我的书被水浸泡而损毁让我特别难过。我经历了大约 25 分钟混合着愤怒与焦虑的情绪。我咆哮着，用脚去踹周围的椅子。对我而言这种经历是否是情绪的宣泄，是否我需要这个经历以便于我开始理性思考，对此我无法评论。关于这段插曲，重要的是 25 分钟以后我能够更清楚和更理性地思考。请注意，在我如此困扰之时，我没有心情使用我的 REBT 辩驳技巧——这也是来访者经常会报告的一种现象。我也并不为自己所经历的这段自我困扰而感到羞愧。反而我认为这是人类的正常反应，而不一定就是不健康的表现。所以，我经常向我的来访者解释，我的工作不是根除他们所有的非理性（ 那些 REBT 并不提倡或者它也确实能够改变的东西 ），只是根除那些不能快速改变的非理性。所以，当你的来访者很长时间无法摆脱他们的非理性信念，也不能做出有助于改变信念的建设性的事情时，REBT 是最有用的。

这条原则特别适用于悲伤。关于悲伤，很多学者都已经说明，当来访者失去他们所爱的人时，在不同时间他们体验着一系列不同的情绪。很可能在来访者愤怒于其丧失时他们正非理性地思考，也有可能来访者在寻找他们所爱之人时正在非理性地思考。然而，我们的观点是，如果这种反应是暂时的非理性，你就没有必要干预或帮助他们去识别、挑战并改变隐藏在愤怒或寻找行为中的非理性信念。当你的来访者沉溺于悲伤无法自拔，或许因为他们不断地提醒自己丧失的，也或许因为他们故意避免完成健康的悲伤或哀悼过程，那么你要卓有成效地运用 REBT 去帮助来访者应对他们不健康的悲伤反应。

对于这里所讨论的一段时间的非理性有一种例外情况需要注意，那就是如果你的来访者很可能伤害自己或他人，那么无论如何也要鼓励他尽可能地澄清隐藏的问题。

最后，我们想说明的是时间本身并不能解决问题，而是你在这段时间里的所作所为才能起到治愈作用。因此，当你的来访者在一段时间的非理性思考之后退回去并开始理性思考，意味着他们正在为治愈目的而有效地利用时间。

关键点

不要过度热衷于对来访者所有的非理性使用 REBT。允许他们和自己存在一段时间的非理性，除非在这段时间里来访者很可能对自己或他人造成伤害。

52

挑战来访者的非理性信念时警惕你的不敏感

在治疗过程中，当到了你准备帮助来访者检查或与他们的非理性信念辩驳这一环节时，理想的状态是来访者已经理解了这些非理性信念与他们的情绪或行为问题之间的关系。当你与来访者的非理性信念进行辩驳时，使用实证的、逻辑的、实用的论据鼓励他们放弃非理性信念并帮助他们确立和深化一套理性信念。既然是鼓励来访者放弃他们所确信的非理性信念（尽管是他们的自我欺骗），那么当与来访者的非理性信念辩驳时，咨询师要尽量保持敏感和机智。在与来访者的非理性信念辩驳时，要使他们理解你攻击的是这些非理性信念而非来访者本人，并鼓励来访者将他们对辩驳干预的反应及时反馈给你。

当你的来访者遭受到创伤性事件，如强奸、性虐待或其他形式的虐待，则特别需要咨询师的机智和敏感。在这种情况下，要避免使用实证性的论据，像"哪有证据表明你绝对不应该被强奸或虐待？"这样的论据，从其本质来说是不够敏感的，按照我们的观点，应该避免使用。根据我们的经验，咨询师在这种情况下不加思考地使用 REBT 来质疑来访者的非理性信念，其结果是来访者可能会认为他们被咨询师二次攻击或虐待。

因此，当与来访者有关虐待经历的非理性信念进行辩驳时，表现出你很理解来访者的情绪反应，并表明遭遇这样的事件你感到非常难过，这是健康的表现，这一点至关重要。咨询师的首要任务是共情。第二个任务是解释你需要参与其中帮助他们排除额外的困扰，而不是他们健康的难过情绪（参见第 25 个关键点）。你需要不断地传递给来访者他们的经历是非常悲惨甚至可怕的，这意味着他们有着非常糟糕的经历。所以，如果有来访者说发生在他们身上的事情是"糟糕的"，如果直接挑战他们这种"糟糕至极的"非理性信念将是不明智的。而是要帮助来访者确信他们能超越这些经历，即使他们不能忘记发生过的事，也能重塑并继续生活。这样的干预需要智慧和技巧，建议在使用之前最好寻求详细的督导。你可能注意到一个有意思的事，REBT 的领军人物雷蒙德·迪吉斯裴（Raymond Di Giuseppe）（Dryden，2002a)谨慎地挑战了来访者"糟糕至极的"信念。因为他认为来访者把这些挑战看作不敏感的、刻薄的且不利于建立或维持有效的治疗关系。

相反，如果你使用这样的论据，如"这些经历并不糟糕""还有可能发生更糟糕的事情"，最好的结果是被来访者认为这是一个不相关的论据，最坏的结果是来访者认为你不敏感，尽管按照 REBT 理论来说这个论据是正确的。尤其当来访者持续遭到男人的虐待，而你又是男性咨询师时，结果更是如此。在这种情况下请记住下面的口号：敏感性压倒 REBT 理论。

关键点

当与来访者的非理性信念进行辩驳时，特别是在来访者被现实生活中的悲剧困扰时，咨询师要运用自己的机智和敏感性。

53

评定来访者改变的基础

当来访者报告他们有所改善时，评定来访者发生改变的基础很重要。咨询师要明确来访者的改变是通过改变他们的非理性信念，通过改变他们歪曲的推理，通过避免某些导致问题的激发事件，通过改变环境，还是仅通过改变行为而没有改变相关的思维而实现的 [参见 Dryden & Neenan（2004b）对这一问题的全面论述]。此外，还要看来访者改变的一致性，即他们克服困扰情绪的同时也表现出行为上的改善，还是情绪或行为中仅有一方发生了改变。

来访者报告他们在困扰情绪中发生了积极的改变，现在正以自我提升的方式来行动时，咨询师要确定这些改变是否建立在治疗中最期望获得的潜在态度改变的基础之上。如果来访者通过调整他们心理功能的某些方面而发生了显著的改变，这些心理功能并不涉及信念的变化，那么除了推动来访者灵活地采取其他措施和持续改变他们潜在的非理性信念以外，你还需要强化这些改变。

关键点

当来访者报告有所改善时，要评定发生改变的基础。如果来访者尚未改变他们的非理性信念，要继续鼓励他们改变非理性信念。

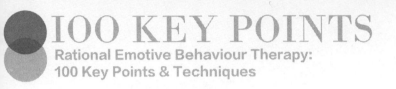
54

要强化改变，而不要强化来访者获得赞许的需要

在阿尔伯特·埃利斯的有生之年，在他的带领下，REBT 咨询师总体上在不要强化来访者获得赞许的需要方面是非常小心的。所以，我们倾向于避免与来访者形成过度亲密的依恋关系或者给予他们过多的表扬。因为我们热衷于避免强化来访者获得赞许的需要，导致有些咨询师不能给予来访者足够的鼓励来促进或维持来访者的改变。有利于来访者做出改变的健康鼓励形式包括对来访者说："你成功了，这很好！"，或者"你能这样做，我很高兴！"，对于有些来访者，你可能希望加上一些幽默或讽刺的说法，像"不过这并没有使你成为一个更好的人"，或者"但是这并不意味着我更喜欢你"。如果给来访者以健康的鼓励，那么你就要成为对他们有用的榜样，以便来访者能学会自我鼓励、表扬自己的行为，并这样对待他人。竖大拇指的最好作用是：你的表扬与来访者的努力程度相当。

当来访者并未从家庭作业中获益时，你仍然有必要鼓励他们继续努力。在此，区分努力和努力后的结果很重要。所以，你可能对来访者说："很遗憾你未能从作业中获得我们所期望的收获，但是你所付出的努力让我很受鼓舞。现在，让我们一起来发现是什么阻止你获得我们所期望的这些收获。"注意，这里的重点是"学习"而不是"成功"或者"失败"。

即使来访者一直未能从家庭作业中激发改变，通过强调他们可能改变的潜力鼓励来访者继续坚持下去。你可以这样说："你坚持不做家庭作业实在是太可惜了，因为如果你坚持下去，你确实会发生改变。"然后把这一问题作为该治疗阶段的主要议题加以充分讨论。

让我们以警告方式来总结这一点：务必鼓励来访者发生改变，但要避免鼓励来访者去做超出他们潜力以外的，或者在那个特定阶段对他们而言太具有挑战性的事。在充分了解了你的来访者以后，只能得出上面这样的结论。这也是需要与你的REBT 督导进行讨论的一个非常重要的问题。

关键点

当强化来访者为改变而努力时，要避免强化他们获得赞许的需要。但是，不要让这一点阻止你为来访者提供健康而有益的鼓励，要鼓励他们在向理性转变中所付出的努力。

55

评估元情绪困扰，并在临床上与来访者适时合作解决这一问题

在第 44 个关键点中简单地提到过，人们无意识地保有他们的问题，是因为他们因为自己有这些问题或这些问题的某些突出方面而困扰自己。这在 REBT 中被称为"元情绪困扰"（meta-emotional disturbance），其字面意思是因情绪困扰而产生的情绪困扰。因此，来访者可能自我困扰于：

① 他们的困扰情绪；

② 他们的身体感觉；

③ 当体验到困扰情绪时他们如何表现；

④ 当体验到困扰情绪时他们的行为冲动，除非他们不立刻行动；

⑤ 当体验到困扰情绪时他们的想法；

⑥ 针对以上内容的推理（例如，如果一个人体验到心跳加速，他们推断自己正在失去控制）。

因此，当评估来访者主要的情绪问题时，评估是否有元情绪困扰是非常重要的。如果发现来访者有元情绪困扰，你需要和来访者一起确定在解决主要的情绪问题之

前，是否要先解决元情绪困扰。有几个标准可以帮助你解决这方面的问题。我们建议你基于以下标准来处理来访者的元情绪问题。

① 是否由于元情绪困扰的存在显著影响了来访者在治疗中注意到他们的主要情绪问题的能力。

② 是否由于元情绪困扰的存在显著影响了来访者在每天生活中注意到他们的主要情绪问题的能力。

③ 是否元情绪困扰比主要情绪问题更重要（例如，自杀比自律失败更重要）。

④ 是否来访者看到了在解决主要情绪问题之前解决他们的元情绪困扰的意义，并同意这么做。

正如本书中一贯主张的那样，在 REBT 治疗中联盟关系问题比技术问题更重要，因此，上述标准中最后一个标准可能是最重要的。如果来访者不能与你一起去解决元情绪困扰问题，那么即使满足了前三个标准，治疗也将收效甚微。

关键点

清楚元情绪困扰这一概念，并且评估来访者是否存在元情绪困扰。使用我们列出的四个标准来帮助你确定是否建议来访者在解决他们的主要情绪困扰之前先解决他们的元情绪困扰。请记住，如果没有来访者对元情绪困扰的积极认同和参与，你的工作将收效甚微。

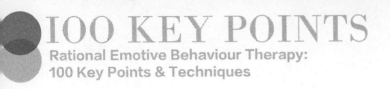
56

教会来访者何时去应对有问题的想法和信念，何时用心地接受它们

在认知行为疗法（CBT）传统中一个持续增长的趋势是建议来访者谨慎接受无效认知的存在而非关注改变它们。这一方法被认为是"CBT的第三浪潮"。另外，REBT（被认为是"CBT方法的第二浪潮"）建议来访者识别、挑战并改变非理性信念（即ABC框架中的B），并对存在于"A"或"C"中的歪曲推理做出应对。简言之，为了改变让人产生困扰的认知，REBT建议来访者全心参与解决它们（例如推理和信念）。

这两条途径在REBT中都有用吗？乍看之下很难得出结论，但经过进一步的分析，我们认为它们同样有用。因此，下面就说明了我们（WD）如何将以改变不合理想法和信念为目标的CBI（change-based interventions），与以谨慎接受认知为本的ABI（acceptance-based interventions）都应用于其中的方法。

（1）当鼓励来访者质疑他们的非理性信念时，我首先使用CBI焦点法。当来访者认为他们在任何特定的场合已从CBI焦点法中获得足够多时，如果非理性信念仍然存在，我鼓励来访者转向ABI焦点法。在任何单一的辩驳阶段期待一个人完全相信CBI的干预是不现实的。

（2）对于非理性信念所产生的高度歪曲的认知结果，我首先教来访者理解这些想法为什么是歪曲的（例如，它们是非理性信念的产物）。然后，我帮助他们用这些想法去识别产生它们的非理性信念，并用CBI焦点法处理这些非理性信念。接下来我可能帮助来访者运用 CBI 焦点法去应对这些认知结果，但认识到在此阶段这些想法可能仍在他们心中反复出现，因此这时我鼓励来访者转向 ABI 焦点法。这种反复是一个自然的过程，因为人的心智不会仅仅因为在某一时刻成功地使用了 CBI 方法就脱离这些想法。

正如"第三浪潮"CBT 的咨询师说明的那样，当来访者沉浸和纠缠于非理性信念及歪曲的推理之中时，他们是不太可能会发生有效改变的，正因如此，我赞成使用 ABI 焦点法。然而，从 REBT 的观点来看，当来访者能够做到使用 CBI 焦点法，而咨询师却不能鼓励来访者运用这一方法对非理性信念及歪曲推理做出建设性的反应，治疗也将毫无收获。

对于何时要鼓励来访者去应对有问题的想法和信念，以及何时谨慎接受这些想法或信念，上述仅是一己之见。关于这一问题，我们也希望你能形成自己的具有创造性的实践。

关键点

有时来访者能够对他们有问题的信念和推理做出建设性的反应，有时他们不能。

首先，鼓励来访者挑战这些不合理认知，然后鼓励他们谨慎接受。

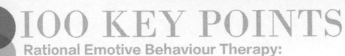
57

不要害怕重复

来访者很少能在一个疗程之后学会放弃非理性信念，并获得深信不疑的理性信念。他们可能在一个疗程中理解了理性原则，在下一个疗程中却表现得就像他们从未听说过这一原则似的。因此，在来访者开始理解并按照你所教的那样做出理性行为之前，你需要不断地重复干预，认识到这一点很重要。对有些来访者而言，以完全相同的方式重复理性信息很重要。因为，听同样的理性信息，以同样的方式重复有助于某些来访者更好地去理解。对于这样的来访者，如果你每次以不同的方式教他们，他们会感到非常困惑。所以，要问来访者他们是以同样的方式不断重复同样的材料理解起来更容易，还是每次以不同的方式教同样的内容更有效。尽管来访者的回答不能被看作是绝对标准，但是对于你选择何种呈现理性原则的方式是有用的信号。

一旦证实来访者更愿意接受多样化，你应该尝试用各种不同的方式重复同样的理性原则，例如，运用不同的解释说明、各种各样的类比及视听辅助手段。有的来访者需要你不断地改变传递信息的媒介，直到他们指出哪一种方式是有效的。在这种情况下，你要采用来访者所偏好的技术来重复理性原则，直到他们照此行动，并将这些原则加以内化。

关键点

治疗师往往需要不断重复理性原则，直到来访者学会并将它们内化。要意识到有些来访者偏好以同样的方式被教授理性原则，而有的来访者则偏好更加多样化的方法。

58

若有疑问就回到最初的原则

谢尔登·科普（Sheldon Kopp，1977）写过一本非常有用的书，叫做《*Back to One*》。他指出，当咨询师成为创新实践者时，他们在其工作中引入了大量多样化和实验性的干预。然而，他重点强调有些咨询师被其创造性带远了，以至于对治疗带来了损害。如果出现了这种情况，科普建议咨询师要回到起点，意思是回到指导咨询师工作的最基本的原则。我们赞成在你的工作中使用"奥卡姆剃刀定律"（Ockham's Razor）：不要因为创新而使干预过度复杂化，尽可能地使事情简单直接。当有治疗依据时才要创新，不要因为个人享受而创新。

由于重视疗法上的创新，我（WD）时常在来访者真正掌握某些基本原则之前就开始创新，而这些原则是 REBT 在实践中获得成功的基础。我有时会省略正式教给来访者 REBT 的 ABC 理论的过程，导致她不能清楚地看到非理性信念对她的情绪和行为问题产生的影响。有时，我忽视了强调我期望来访者积极应对以产生改变。当我回到最初的原则时，治疗活动已经开始了。

关键点

在 REBT 实践中要有创造性，但不要忽视治疗方法最基本的原则。如果你不知道该如何与来访者继续进行下去，就回到最初的原则，也就是回到起点。

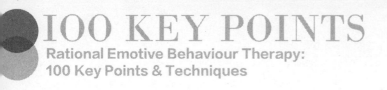
59

灵活地结束治疗

来访者会以不同的方式结束治疗。有时他们按照计划结束，有时则不按计划结束。既然治疗可以有多种结束方式，就要采取灵活的方法来结束治疗。

一种方式是加大治疗会谈之间的时间间隔，并鼓励来访者对他们的自我改变过程承担越来越多的责任。此时，你的角色将由治疗师转变为咨询师，当来访者在运用 REBT 技巧去解决生活中的问题遇到困难时，鼓励他们积极寻求你的帮助。因为治疗并未真正结束，所以将这种方法称为终结治疗不太恰当。来访者可能在若干年后再回来进行一个疗程的或简单几个疗程的治疗。这是按照布德曼和古尔曼（Budman & Gurman，1988）的做法形成的结束治疗的模式，他们认为治疗可用来对一个人生命周期的不同阶段做干预，特别是在他从一个阶段过渡到下一阶段遇到困难时。在这种结束模式中，治疗会面最好被看作助推器，可为来访者提供：

① 简短的理性原则重修课程，这些原则可能已被来访者忽略或遗忘；

② 看待理性原则的新视角；

③ 进一步鼓励来访者继续使用他们在前面治疗过程中内化了的但尚不牢固的技巧。

另一种结束治疗的方式是设定一个结束的具体日期，在此之前并不相应减少会谈的频率（当然这两种结束模式也可以结合起来）。当来访者搬家离开你所在的区域，或者去了其他国家时，可使用这种特定的结束模式。你可能认为他仍需进一步的治疗，但是继续保持与你见面是不现实的。在这种情况下，你可以给来访者推荐他新居住区的 REBT 治疗师。我们往往不能设定结束治疗的具体日期，原因是没有足够的勇气让来访者对他们的自我改变过程负责，或者没有给来访者足够的机会去独立运用REBT 技巧。

还有一种被称为"暂时终止"的结束治疗的方法。根据这种方法，你认识到来访者可能并未准备好结束治疗，但目前来看在他们的生活中没有什么消极事件需要去面对。当然，他们也就没有必要接受这么多的治疗了。例如，一个在特定关系中有赞许需要的女性来访者，当她不处于某种特定关系之中时她可以很好地去应对，这就需要确立新的关系来帮助她解决赞许问题。为了更好地解决这位女性来访者的问题，需要有能让她产生困扰的诱发事件的刺激。因此，你可以鼓励她暂时结束治疗，直到她开始新的关系或者遇到了激发她出现非理性信念的情境时再回来继续治疗。

最后，既然结束与来访者的治疗关系是治疗过程中的重要阶段，一定要与来访者讨论，以选择最好的方式来结束你们曾经一起努力的治疗工作。

关键点

要清楚结束治疗有不同的方式。可以采用灵活的方式结束治疗关系，并与来访者协商选择最好的方式。

100 KEY POINTS

理性情绪行为疗法（REBT）：100 个关键点与技巧

**Rational Emotive Behaviour Therapy:
100 Key Points & Techniques**

Part 5

第五部分

鼓励来访者
在改变中前行

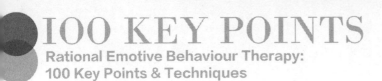
60

让来访者的大脑承受压力

　　许多年前，现已倒闭的英国国营铁路曾有一则广告："让火车承受压力"。这句广告词是为了鼓励旅行者们把车留在家中，乘坐火车出游，它强调乘火车出行可以减轻人们自驾游的压力。成功的理性情绪行为疗法（REBT）很大程度上依赖于来访者主动承担责任来帮助自己。这一责任包括来访者对于自己的思考以及主动运用改变认知的技术。因此，REBT是一种鼓励来访者运用自己的大脑并将所学付诸行动的疗法。

　　然而，由于REBT是一种积极–直接的疗法，你很容易会为来访者做许多工作，这使得他们在精神上变得懒惰，尤其是当你教他们学习理性原则的时候。但只要有可能，你就要尝试用苏格拉底式提问法与来访者交流，鼓励他们自己思考问题。然而，如果你的确需要使用说教式的解释，那么很重要的一点是要鼓励来访者用他们自己的话来理解你所要传达的信息。这不仅仅可帮助来访者主动参与到治疗过程中，同时也帮助你得到治疗反馈，使你了解自己的沟通是否清晰明了，治疗关键点是否被来访者吸收内化。

　　一些来访者会鹦鹉学舌地学习REBT的理论原则，而这一点在REBT疗法中是危险的，是你作为咨询师需要加以防备的。那些来访者抱着只要对自己重复说一些话就能足以带来改变的希望。然而，正如我们对来访者所说的："我能够教一只鹦鹉说出理性的话，但是我不能教一只鹦鹉理性独立地为自己思考。"

　　一旦来访者开始使用REBT的方法来改变他们的生活，那么让来访者的大脑承担压力或者说鼓励他们自己思考是非常重要的。当治疗开始时，使用开放式的提问方式使来访者为自己思考的程度最大化，而非使用积极 – 直接的姿态去面对来访者。比如说，当你的来访者已经学会如何使用 REBT 疗法中的 ABCDE，那么就向来访者抛出如下开放式问题来激励他们将理论运用在自己的实际问题中：

- "在那样的场合中你感觉如何？"

- "那时你的脑海中想到了些什么？"

- "那么你是如何怀疑它的呢？"

- "你的怀疑有什么样的效果呢？"

- "你怎样用不同的方式来进行怀疑？"

- "你相信自己的怀疑是有用的吗？"

- "为什么不呢？"

- "那么你相信什么？"

- "你怎么知道这是对的呢？"

- "为了增强新的信念，你是如何做的呢？"

- "为了克服困难消除障碍，你会怎么做呢？"

你的来访者可能不能完整地回答这些问题，但是至少在提问的时候，你是在鼓励他们为自己的问题思考，你是在让他们的大脑而非你的大脑承受压力。

关键点

把握住每一个机会鼓励来访者为自己的问题思考；防止来访者死记硬背治疗中的理性原则；让他们的大脑承受压力。

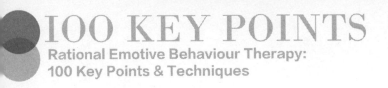

61

帮助来访者参与到相关的改变任务中

在 REBT 治疗过程中，你和来访者有着各自的任务，治疗目标在一定程度上决定着来访者的治疗任务。如果你和来访者的关系不错，那么他们就更有可能参与到这些任务中去。除了保持治疗具有目标导向，保持并增进与来访者之间良好的工作关系之外，在鼓励来访者完成任务的过程中，你还需要考虑以下几点。

（1）确保来访者理解他们需要完成的任务，而且要使他们明白参与到这些任务中是能够帮助他们去实现治疗目标的。

（2）只给来访者推荐有足够治疗效果的任务，也就是说如果来访者充分完成了任务，那么这项任务就要能够为来访者带来一种好的治疗效果。在这里，对于相关文献资料的了解是很重要的。比如说，在一个焦虑症患者的案例中，虽然认知技术在这样的来访者身上的效果不明显，但是暴露疗法（exposure tasks）能够产生很好的治疗效果。因此，如果你的来访者是一个焦虑症患者，暴露疗法的失败使用会使来访者的治疗目标更不容易实现。

（3）确保你的来访者有能力参与到相关的治疗任务中。让一个智力有限的来访者完成一个复杂的自助式表格可能会以失败告终，反之，让一个聪明的来访者去完成那些过于简单的任务，这对于他们来说是对其智力的侮辱。

（4）在考虑来访者需要完成的治疗任务的时候，要关注来访者的精神病理程度。正如第 6 个关键点中所提及的，一个具有极佳治疗效力的任务，当在不恰当的时候让来访者去完成，他们会觉得"难以承受"而产生相反的作用。

（5）因此，虽说具体的治疗任务可能会有明确的指向性，但是更重要的可能是向你的来访者做出让步，鼓励他们去完成那些可行的任务，而不是强制他们去做一些他们不愿意进行的任务。

根据我们的经验，当 REBT 咨询师给来访者太多的压力，他们会被来访者看作麻木不仁和盛气凌人的咨询师。而这两个特质是不利于继续保持有效良好的咨访关系的。但是，当你的来访者面临一项具有挑战性但并非难以承受的任务时，他们表现出了是否具有能力去完成任务的担心，那么此时咨询师就需要考虑以下四个"C"。你的来访者可能会认为自己在开始任务之前必须要有足够的信心（confidence），必须能够得到足够的安抚（comfort），必须对即将发生的事情有所把握（certain）并完全承诺（committed）会执行治疗任务。咨询师要与来访者对于信心、安抚、把握和承诺的需求进行辩驳，这是帮助他们参与到有挑战性的、会带来改变的任务中去的前提条件，也将帮助来访者明白他们的想法是在本末倒置。

关键点

当在考虑适合来访者并有助于实现其治疗目标的任务时，要关注一些突出的问题。

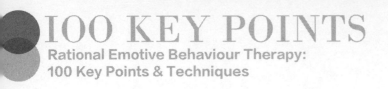

62

使用各种各样的自助表格

在 REBT 治疗过程中自助表格的使用是很普遍的，这些表格能够在治疗过程中取得一些有价值的效果。

（1）这些表格能够以一种有意义的方式来组织来访者的经历。正因如此，它们能够给来访者提供获得控制感的机会，使来访者在面对自己的经历时不会不知所措。当来访者感到心烦意乱的时候，让他们填写自助表格就是相当正确的选择。

（2）这些表格还能够提醒来访者他们是来帮助自己的，治疗的效果不仅仅来源于单纯地参加治疗课程，来访者还能够在两次治疗课程之间做许多事情来帮助自己。

（3）这些表格还能够提醒来访者其问题的本质，提醒他们那些与问题相关的因素，并提示他们可以做哪些事情来解决这些问题。

表 1~ 表 3 是 REBT 治疗过程中常用的三张表格。问题和目标评分表（表 1）是由我（WD）设计的。它有助于来访者针对每一个问题明确自己的心理问题以及自己的治疗目标。在帮助来访者确立自己的治疗目标时，要鼓励他们关注那些可以达到的、实际的以及可测的目标。那些鼓励来访者对自己问题严重程度进行评分的部分以及对于实现这些目标所做的努力进行评分的部分，需要来访者以一定的周期进行填写（比如说每月填写），这将有助于检测其治疗进展的程度。

表1　问题和目标评分表

姓名：_____　　　　咨询师：_____

问题　在0～10中选择一个数字来代表你对于该问题的难过程度，0代表一点也不难过，10代表极度难过	日期				
①	评分				
②	评分				
③	评分				
④	评分				
目标　在0～10中选择一个数字来代表你没有困难地实现目标的进程，0代表成就为0%，10代表成就为100%	日期				
①	评分				
②	评分				
③	评分				
④	评分				

表2 自助表格

A（诱发事件或困境）

尽量客观简洁地总结处境：
我最困扰的是：

A 可以是内在产生的或外在的、真实的或想象来的事件
A 可以是一个过去的或现在的或将来的事件

"我和妻子在一些事上有意见分歧"
"她严厉地批评我"

B's（信念）：非理性（没有帮助的、失调的）信念

为了鉴别非理性信念，寻找：
①要求（必须、绝对需要/应该）
②糟糕的（灾难性的）
（这是糟糕的、可怕的、令人讨厌的！）
③不能忍受的沮丧
（我不能忍受！）
④自我贬低、他人贬低或生命贬低
（我很坏或没有价值，他/她很坏或没有价值，生命没有价值。）

C（结果）

最主要的失调（不健康的消极情绪（感受）；非适应性/没有帮助的行为（和（或）行为倾向）：

失调的消极情绪包括：
*焦虑/恐惧
*抑郁/尴尬
*问题性的猜忌
*愤怒/生气
*负罪感

抑郁（抑郁情绪）
问题性的猜忌
问题性的嫉妒
受伤

非适应性行为包括：
*社会回避
*不能顾问自己
（例如：不活动、不休息）
*变得有攻击性

D's（反驳）：反驳自己的非理性（没有帮助的、失调的）信念

为了改变非理性信念，问询自己：
• 持有这种信念让我们怎么样？它对我是有益的还是让我陷入困境？
• 支持我的非理性信念（到极致）了吗？
  ○是真的的糟糕（到极致）吗？
  ○我真的不能忍受它了吗？
  ○我是一个坏到极致的人吗？
• 这符合逻辑吗？这符合我的偏好吗？
• 利用比喻式的反驳

E's（效果）理性（有帮助的）信念

为了更理性地思考，努力：
①灵活的偏好
（例如：我想做好，但并非必须如此。）
②反糟糕
（例如：这也许是不好的或不幸的，但并非糟糕的，而且我仍然可以享受到一些东西。）
③高维折承受力
（例如：我不喜欢它，但可以忍受它，我也仍可以享受很多事。）
④接纳自我、接纳他人、接纳生活
（例如：我可以接受自己是一个易犯错的人。）

F's（有"用"的）：主要有效果的健康的情绪和合适的有帮助的行为

建设性的/健康的消极情绪包括：
• 担心
• 失望
• 健康的生气/气恼
• 懊悔/后悔
• 伤心
• 对于关系的健康的担心
• 健康的嫉妒
• 遗憾

适当的/有益的行为反应包括：
• 会见朋友或寻来帮助
• 锻炼
• 自信行为

表3　任务安排表

任务作业表格

在完成作业之前先完成表格的第一部分，在完成作业后完成任务作业回顾部分。

姓名：＿＿＿＿＿＿＿＿＿＿＿＿＿＿＿＿日期：＿＿＿＿＿＿＿＿＿＿＿

咨询师（negotiated with）：＿＿＿＿＿＿＿＿＿＿＿＿＿＿＿＿＿＿

1. 任务同意书

签署任务同意书，你同意在何时以及多长时间做这个任务。尤其是具体的行为作业，以及作业过程中反复练习健康信念。

2. 本次任务的治疗目的：

3. 任务过程中的困阻：

有哪些困阻，如果有，用你的方式完成这一任务，以及你能怎样克服它们：

(a)

(b)

(c)

任务作业回顾

4. 你具体做了什么？

5. 你从中学习到了什么？

6. 你怎样在所学的基础上进步？

　　自助表格（表2）最初是由我以前的学生简·沃克（Jane Walker）和我（WD）一起设计的，然后由阿尔伯特·埃利斯修订，后来又由丹·大卫（Dan David）和我再次修订。这张自助表格是纽约阿尔伯特·埃利斯研究院(Albert Ellis Institute)中最经常使用的一张表格。虽然这张表格并不完美，但是的确只用这一张表格就能引导来访者梳理出 ABCDE 这五个过程。

　　表3是一张任务安排表，它是由我以前的学生丹尼尔·康斯坦丁（Daniel Constantinou）、我以前的同事以及我（WD）共同修订的。这张表格鼓励来访者对他们承诺在两次治疗之间完成的作业进行记录，比如记录布置这项作业的目的、可能遇到的一些阻碍他们完成作业的障碍，以及针对这些阻碍可以采取的一些措施。最后一个部分是让来访者记录自己在完成这项作业的过程中学习到的东西。

关键点

重视那些有价值的自助表格并使用它们去鼓励来访者明确自己的问题和治疗目标，辩驳他们的非理性信念并且完成作业。

63

系统训练来访者使用 REBT 自助表格

在上一个关键点我们已经给出了一些在 REBT 治疗过程中常用的自助表格，接下来我们要强调的是，你需要培训来访者使用这些自助表格。因此，仅仅把表格递给来访者并要求他们填写表格是远远不够的。你需要系统地训练来访者去使用这些表格。接下来以表 2（见第 62 个关键点）为例，考虑使用如下 5 个训练步骤。

（1）根据一个问题展开工作。这个问题可以来自另一个来访者的经历。帮助你的来访者理解 A 和 C 需要在 B 之前完成，需要在 iB（非理性信念）中找到四个可能的非理性信念，在辩驳这些信念的时候需要用到三个问题，在 rB（理性信念）中有四个理性信念需要努力实现。

（2）以一个已经处理好的来访者的问题为例，重复进行标准化的练习，这个问题最好是来访者最近刚刚经历的，以保证一些相关信息在他们的脑海中还是新鲜的。

（3）鼓励来访者以最近的另一个问题为例自己使用表格，这时候你只需要在他们身边但不要给予帮助。督促来访者填写表格并简要解释他们为什么需要在空格处填写信息。

（4）让你的来访者自己完成表格。如果有必要，你可以离开你的办公室一小段时间以鼓励他们自己完成表格。这通常需要 10~15 分钟。当你回办公室时，阅读已经完成的表格并根据来访者的回答给出你的反馈，表扬他们所作出的努力以及获得的成果，并更正那些他们做出的对治疗没有帮助的或者事与愿违的回答。

（5） 建议你的来访者在下一次治疗之前以作业的形式完成 2~3 张表格。向他们强调由于这些表格很难掌握，你并不期待他们能够完全胜任这项作业。

当你的来访者掌握了完成 ABC 表格的一些技能，向他们展示这张表格的一两种用途。他们可以把它当做是一项智力练习，这可以使他们远离自己的消极情绪，或者使他们情绪化地参与到练习的过程中。如果你选择后者，那么在适当的时候，你需要让来访者加入一些新的理性信念，这样他们能从中体验到一些新的健康的感觉。尽管如此，据我们所知，没有一项实证研究证明训练来访者填写 REBT 自助表格就能够增加他们完成这项任务的服从程度，我们仅仅是通过经验得知训练会起作用。当然，成熟的 REBT 咨询师能领会到，对于那些有不适的不容忍信念的来访者，不论做多少准备工作，不论你给他们做多少训练，他们都不能成功完成表格的填写。

关键点

你可以系统地训练来访者去填写表格，帮助他们学会如何顺利完成自助表格的填写。所以，将这部分罗列出的五个训练步骤应用到你的治疗过程中。

64

与来访者一起协商合适的家庭作业

多项研究表明，那些完成 CBT 自助表格作业的来访者有更大的可能取得进步（e.g.Burns & Nolen-Hoeksema, 1991）。此外，伯恩斯和诺伦·霍克西玛（Burns & Nolen-Hoeksema, 1992）还发现没有完成作业很有可能导致提前结束 CBT 治疗。因此，作业在 REBT 以及其他认知行为疗法中所起的重要作用不仅仅是理论上的，而且实证研究表明，其在实际治疗过程中也是非常重要的。它有助于使来访者参与到治疗中，并会增强治疗的效果。因为这有助于来访者从经验中学习，而不只是理论学习。因此，作为咨询师要尤其关注如何使你的来访者在两次治疗之间完成作业。

很重要的一点是，要与你的来访者一起协商作业，而不是单方面地给他们布置任务（或者开处方）。尽管只有理论上的证据支持协商式的作业相对于单方面布置的作业具有优势，但是我们仍然建议你采用协商式的作业。如果你采用协商式的作业，那么你需要记住以下几点。

（1）分配足够多的时间与来访者协商作业，主要是在每次治疗的最后（比如，每次结束治疗之前可以拿出 10 分钟的时间进行协商）。

（2）以一种协商的方式来处理作业可以避免来访者的阻抗。当阻抗型的来访者被要求去做一些事情时，他们常常会抵制这些权威式的影响来重新获取自我控制。因此，询问这些来访者是否愿意在两次治疗之间做一些能够帮助自己的作业并与他们讨论这些任务的潜在用处，会比直接告诉他们"应该"在两次治疗之间做些什么以及这样做对他们有帮助好得多。

（3）当与来访者协商作业的时候，要帮助他们明白这些任务与达成治疗目标之间的关系。同时，你需要精确地评估他们现在完成任务的能力。此外，你越具体地告知来访者他们需要完成什么样的自助表格、什么时候需要完成、多久需要完成一次以及需要完成的内容，那么你的来访者将更有可能完成这些作业。

（4）虽然你绝大多数会选择在每次治疗结束之后与你的来访者协商作业，但也可以在治疗过程中，在一项任务结束之后与他们讨论。如果是这种情况的话，那么在每次治疗结束时，你仍然有必要重新提及这个已经协商过的任务。让来访者在一张表格上写下需要完成的任务，比如第 62 个关键点的任务安排表（见第 62 个关键点　表 3），或者让他们为作业专门准备一本小册子，用来记录他们在治疗过程中做出的一些作业承诺。当给来访者写下一些用来提醒他们的自助步骤时，他们更倾向于采用这些步骤。这也可以避免在下一次治疗中与来访者产生关于作业方面的分歧。当作业是被来访者以口头形式答应的时候，这些分歧将更有可能出现。

关键点

既然作业在来访者向其治疗目标前进的过程中起到很重要的作用，那么就与来访者一起协商作业，而不要只是单方面地布置任务。与你的来访者就需要做什么、多久做一次以及具体做哪些内容方面达成共识。

65

不同治疗目标安排不同的作业

在 REBT 的治疗过程中，不同的作业与不同阶段相对应，它们会在相应的阶段起到更为重要的作用。下面将要讨论的是该如何安排这些作业的顺序。当然这样的顺序仅供参考而不是硬性规定。它是以大量的治疗案例为基础得到的一种最为普遍的顺序，但它可能不适用于某一种特定的案例。

在 REBT 治疗的开始阶段，鼓励来访者做一些数据采集工作（关于想法、感受、行为与烦人的诱发事件），特别是当你发现在治疗过程中很难界定某种因素的时候。那么使用具有教育性的作业可能会很有意义。建议你的来访者通过阅读书籍或书中专家的介绍或者听一些录音来增加他们对于 REBT 疗法原则的了解。要根据来访者的理解力为他定制一套推荐材料，并且要对他的具体问题报以尊重的态度。我（WD）和保尔·霍克（Paul Hauck）写的自助书是非常有用的，因为每一本自助书都聚焦于来访者的某一种特定问题，比如说愤怒（Hauck，1980；Dryden，1996）、抑郁（Hauck，1991；Dryden & Opie，2003），以及焦虑（Hauck，1975；Dryden，2000）。

接着，你可以给来访者一些纸质的自助表格，特别是那些能够帮助来访者将问题罗列成 ABC 框架的那些表格（见第 62 个关键点）。

然后你可以给来访者一些想象任务来帮助他们练习，以通过改变自己的信念来改变自己的感受 [比如理性情绪想象（rational-emotive imagery）]。

最后，一些生动的行为任务特别有助于来访者更加坚定于新的理性信念，会使他们将这些新的信念运用在实际生活中。如果来访者准备在治疗早期就采取这种行为任务，那么他们可以不需要上述顺序中排在前面的一些步骤。

关键点

考虑在治疗的不同阶段给来访者布置一些相应的任务，但如果有必要，应根据他们自身的情况为他们量身定做一套特定的任务要求。

66

鼓励来访者在完成作业时明智地寻求逆境

REBT 的 ABC 模型指出人们常常在很大程度上因为逆境（A）而感到烦恼（C），这是因为他们对于逆境持有的是非理性信念（B）（Dryden，2006b；Ellis，1991）。因此，如果他们想要更有建设性地处理这些逆境，那么他们就需要形成一套关于这些逆境的理性信念。为了使来访者理性地看待逆境，你迟早要促使来访者去寻求逆境。当然这需要在理智的前提下去进行，这一点我们已经在第 6 个关键点中讨论过了，即要保证来访者在挑战自我的同时不要压垮了自己。

在完成作业的过程中，来访者在面对逆境的时候往往是矛盾的。他们希望能够解决自己的问题，但是他们不想面对逆境。这就好比想要学习游泳，但是同时又不希望自己被弄湿一样！让我们来探讨一个实例，有一个来访者很满意自己在作业中取得的收获与成就，但是咨询师（WD）明白这位来访者并没他想象中那样从作业中得到很大的收获，因为他没有直面困境。这位来访者叫约翰（John），当他面对女性的时候会有社交焦虑，因为他怕被拒绝。他非常想要交往一个女朋友，但是他始终不能鼓起勇气去和女性交谈。在我们的治疗过程中，我帮助他认清并辩驳了那些令他焦虑的基于自我的非理性信念。他明白（但是他始终不相信）如果女性没有拒绝他是极好的，但这并不意味着她们一定不会拒绝他，同时他也明白如果她们拒绝了他，他也能够直面被拒绝的自己。我们讨论过在面对困难时要将这些理性信念运用于实际中，他也同意去舞池并邀请女性和他一起跳舞，直到他第三次被拒绝。在问题解决前与解决后，他都要去实践这些新形成的理性信念。

约翰来参加下一次治疗会面的时候，我从未看到过他如此满意。我问他作业进行得怎么样了，他回答说情况比他最美妙的梦还要好。我希望他能告诉我他在重复其理性信念并不断被拒绝的过程中有多大的收获，这样他最终会更愿意去接近女性。但是，他的回答却与我期望的完全相反。他的确是像之前所约定的那样去跳舞了，但是在大量的推诿以及摄入很多酒精的情况下（尽管他事先答应在完成作业的过程中不会喝酒），他邀请女性和他一起跳舞，出乎他意料的是，她答应了他的请求。不仅如此，他们还一起跳了好多支舞，最后她还给了他电话号码。约翰在一周内就打电话给她，他们见面并约定下次再见。这样看来，约翰好像找到了他一直想要的女朋友。

作为他的咨询师，我（WD）很高兴约翰能够找到女朋友，但是我也知道他在完成作业的过程中并没有直面自己的问题，他并没有去重复自己的理性信念，仅有的一点成果也仅仅是在酒精的麻醉之下取得的。总而言之，约翰没有被拒绝三次，也没有在酒精的作用下使用他的理性信念来直面自己的问题。他的女朋友很快就甩了他，之后我们又回归了帮助约翰直面自己问题的主题。

关键点

既然 REBT 认为情绪困扰是来源于困境的，那么让来访者在直面自己问题的时候使用新形成的理性信念就很重要了，并向他们解释这样做的重要性且理智地帮助他们这样做。

67

鼓励来访者每天都完成一些自助任务

　　当人们在向他们的医生寻求医学帮助的时候，他们常常会坚持药物治疗，直到他们的状态有所改善为止，除非他们得的是慢性疾病，有必要持续服药来防止疾病复发。在心理咨询的过程中，来访者在顺利完成作业时一旦感觉到困扰和自我挫败感消失了，那么他们很有可能停止继续完成作业。在他们重新体验那些困扰之前，他们是不会重新开始完成作业的。

　　为了防止这种情况的发生，建议你的来访者每天都留出小部分时间来完成情绪自助任务，即使他们没有被困扰的感觉。这样做的理论依据是，持续性的自助会有助于来访者内化理性信念，并且帮助他们巩固其在咨询过程中的收获。由此可以发现，保持并且增强心理健康是需要持续性的工作的。

　　你可以从来访者那儿了解他们在个人护理方面（包括刷牙、洗衣服、吃饭等）所花费的时间。然后询问来访者如果他们不进行这种个人护理行为，会发生什么。你的来访者很可能会明白，比如说他们不经常刷牙，那么他们的牙齿和牙龈就会受损。紧接着问他们准备花多长时间去保持自己的情绪稳定健康。如果你能够促使来访者每天花一定时间比如 15 分钟在自助行为上，即使他们没有受到心理问题的困扰，那么这一预防性的工作将会是一项很有价值的时间投资。

　　因此，鼓励来访者每天都去完成 ABC 表格或者每天都去冒冒险，这能够使他们在具有挑战性的环境中持续巩固自己的理性信念，这特别有助于那些有不适的不容忍信念的来访者。如果你能够鼓励来访者将关心自我情绪看做是每日习惯，那么他们不仅仅能从这些任务中获益，同时还能提升他们不适的容忍水平。

关键点

鼓励来访者即使他们没有感到困扰，也要进行情绪自我护理。

<u>68</u>

定期在下一次咨询开始之前检查作业

正如我们在第 67 个关键点中讲的一样，如果来访者想要从 REBT 的治疗过程中有所收获的话，需要经常完成一些自助任务。可以通过检查来访者上一次咨询中的作业来强调完成这些自助作业的重要性，你可以在每次咨询开始之前进行这一步骤。你应在每次咨询中留出足够的时间来检查来访者的作业并与他们交流完成情况，向他们表明自己对其作业完成情况的重视。

如果你鼓励来访者使用一些任务表格（见第 62 个关键点），并让你的来访者在每次咨询之前将这些表格交给你，这有助于你更快地衡量来访者自助的努力程度。尤其需要去发现来访者在作业中学到了些什么，并且给他们一些建议，使他们能够在未来的生活中巩固自己的所学。

如果你的来访者同意去完成一些数据采集型的作业，询问他们在收集数据的过程中收获了些什么，并检查其记录是否有疏漏。如果的确有疏漏，那么找到来访者在收集这些材料的过程中所遇到的一些困难，并给出合适的改进措施。

如果你要求来访者去完成一些有教育性的作业，比如说读一个专家的书或者听相关的广播，那么就要认真评价他们从中得到的收获，尤其要找出来访者对于材料的疑惑以及与材料不一致的观点。如果来访者没有透露出他们真实的疑惑以及与材料不一致的观点，那么他们会继续隐匿这些想法。但是，如果你能够使来访者说出来，那么你至少有机会去纠正来访者的一些错误观念（见第三部分关于如何回应来访者常有的关于 REBT 的错误观念）。

如果来访者答应完成手写的自助表格，那么你需要一步一步认真地看一遍，处理一些来访者在完成表格时所遇到的困难。但是与此同时要肯定来访者所获得的成绩，并鼓励他们在未来继续使用这张表格。

如果来访者答应去完成一些想象任务，那么你要检查他们所想象的画面是否足够生动到可以帮助他们将非理性信念转变为理性信念。如果来访者进行的是合理情绪想象的练习，那么你尤其需要关注他们是否竭力将困扰自己的情绪转变为更有建设性的消极情绪，同时又能够在将非理性信念转变为理性信念之前感受到诱发事件给自己带来的困扰。如果不是如此，那么鼓励他们在未来的任务中这样去做。

如果你的来访者选择的是那些强调练习辨认、挑战以及转变自己非理性信念的行为任务，那么以下几点就很关键。首先，他们有没有直面诱发事件，有没有因此而不开心，以及有没有努力去处理这种不快？他们有没有在挑战自己非理性信念的过程中有情绪上的收获，有没有改变自己的推论方式，有没有将自己的注意力从 A 中最相关的部分转移？他们有没有持否认态度，或者有没有用另一个不开心的事件来掩盖这个事件？比如说，一些来访者会转变对一些引发焦虑情绪的事件的态度，他们会将原先的焦虑转为愤怒。如果你的来访者有这样的情况，那么帮助他们明白如何在不通过将焦虑转变为愤怒的情况下来处理自己的焦虑情绪。

如果来访者没有直面引发情绪问题的事件或者没有感到不开心，那么找到原因就是很重要的事情了。他们是否能够通过快速质疑一些非理性信念来防止自己被情绪困扰？或者这个诱发事件是与消极情绪不相关的事件？若是后者，那么你可能做了一个错误的评估，你需要去纠正它。

有时候来访者会愿意去完成一个行为作业，也愿意去直面一个特定的诱发事件，但是事后声称这件事在那周并没有发生。如果是这样的话，你需要让他们明白他们可以主动寻求这些事件，而不是被动地等它发生。

如果你的来访者顺利完成了作业并且也的确通过使用理性信念在实践中取得了很好的结果，那么你需要强化他们的成绩。你可以帮助他们，让他们明白如何将相同的信念运用到相关的事件中。然而，如果他们没有完成作业，你就很有必要找出其中的原因（见第 87 个关键点）。

关键点

通过在下一次咨询前例行检查来访者的作业来强调作业的重要性；鼓励来访者在 REBT 的治疗过程中能够做到在成功中成长，在失败中学习。

69

形成泛化

当来访者在改变一些特定事件的非理性信念上有所进步时，你很可能会认为既然他们能够辨认、质疑以及改变关于某一事件的非理性信念，那么他们自然可以用同样的方法去面对另一些事件。虽然一些来访者可以在不用你帮助的情况下自发完成，但是大多数来访者仍然需要你的帮助，去泛化他们在一件事情中所学到的东西，将其运用到另一件事情上。

假设你的一位来访者认为她必须在工作上得到老板的肯定。在咨询中，她已经学会了辨认、质疑和改变自己这种非理性信念，于是她会更少地感受到情绪上的烦躁不安，并能够更自信地与老板相处。你的下一步是鼓励她找出那些她渴望在生活中获取认可的人，帮她找出并说明那些可能碰到的那些重要他人反对她的情况。帮助她运用认知辩驳方法（cognitive disputing method）与想象方法来质疑那些事件中与"赞成"相关的非理性信念。在这一过程中，要减少你的参与和指导，因为来访者正在展示将她所学到的东西进行泛化的能力（见第 4 个关键点）。然后，帮助来访者找出一些其他的核心非理性信念，并鼓励她辨认、质疑并改变这些开始只在一个情境下发生然后又泛化到其他情境下的非理性信念。当来访者有能力将一个情境中的自助技能运用到另一个事件中时，你可以告诉她一些 REBT 治疗过程中关于自助的普遍规则。因此，你可以先教来访者辨认出使自己有挫败感的情绪与行为，然后找到与诱发事件相关的一些客观事实，以此找到隐匿在问题下的非理性信念（那些更普遍的核心非理性信念）。这样来访者可以运用她的辩驳技能，通过运用各种认知的、情绪的以及行为上的技术来增强自己那些新的核心理性信念。

　　虽然你可以在治疗早期教会来访者这些原理，他们也能够直接将它们运用到更广泛的情境中，但是绝大多数来访者在有能力将这些普遍原理运用到更广的范围中去之前，需要学习特定情境中具体的 REBT 技能。

关键点

不要认为来访者自己能够将在咨询中学习到的东西泛化到其他事件中，应将"形成泛化"这一点加入到你的治疗方法中。

100 KEY POINTS

理性情绪行为疗法（REBT）：100 个关键点与技巧

**Rational Emotive Behaviour Therapy:
100 Key Points & Techniques**

Part 6

第六部分

辩驳

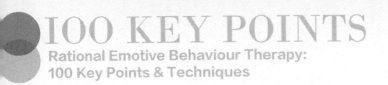

70

暂时假定诱发事件 A 是理性的

用 REBT 的治疗顺序（Dryden and Neenan，2004a），你会在找出来访者非理性信念之前评估出其心理问题的 C 和 A 因素。正如我们已经强调过的（见第 48 个关键点），在评估 A 时，你需要找出在治疗上与诱发事件最相关的那一部分（能够引发来访者非理性信念的那部分 A）。一旦你完成了这项工作，就要鼓励来访者暂时假定 A 是合理的，无论它有多么歪曲。但有一种情况是例外的，那就是当你认为来访者不太可能将一个极其歪曲的 A 合理化时（比如说，当一个有惊恐症的来访者认为自己会死的时候），你就不需要遵循这条规则。在这种情况下，你需要教来访者去考虑其所带来的影响，非理性信念会产生歪曲的推论，并选择一个非理性信念来降低来访者的一些困扰连锁反应。因此，这样的 A 能够很好地使认知 C 概念化，因为它们被高度扭曲了，而且是非理性信念的产物（详情请见第 21 个关键点）。

先不考虑这种例外，鼓励来访者将 A 想成暂时性的合理事件，为什么呢？因为这将有助于你找出引发来访者情绪或行为问题的非理性信念。在这一阶段，如果你鼓励来访者去挑战他们歪曲的推理，你确实能帮助他们，但是你不能够找到隐藏在事实背后的非理性信念。尤其是 REBT 咨询师中的新手，会发现不去质疑那些推理得到的歪曲事实是很困难的，特别是当它们歪曲得十分夸张时。他们甚至认为这些歪曲的 A 就是导致来访者问题 C 的原因。这种 REBT 中对 ABC 模型暂时性的遗忘症，常常（但不总是）令那些认为在面对这种歪曲的 A 时会不安的新手咨询师进行解释。

让我们通过一个嫉妒型的患者丽萨（Lisa）来阐述这些观点。她会对你说："我确信我的丈夫有外遇，因为我在他的信用卡账单上发现一些我无法找到原因的消费记录。"此时，你会自然而然地去辩驳她的 A，并问她如下问题，比如，"有没有其他原因可以来解释他信用卡上的不明消费记录？""如果他在你的信用卡账单上发现一些无法解释的消费记录，那是不是就意味着你也有外遇了？"注意，认知疗派的咨询师会比 REBT 咨询师更容易以自己的初始立场来看待问题。当你不希望忽视对 A 的辩驳时，应在辩驳来访者非理性信念之后再进行。这种策略是建立在理论上的，当非理性信念被来访者武断地持有时，鼓励来访者对他们所处的环境做出一些歪曲的理解。如果你一开始就帮助丽萨（Lisa）弄明白她对自己处境的推理是歪曲化的，并鼓励她在解释时更加遵循实际，那么你将很有可能错过机会，去找到并质疑导致她嫉妒的那个核心非理性信念（比如说，我必须知道我的丈夫时时刻刻都爱着我。如果我不知道，那就意味着他有了外遇，并表明我是没有价值的。因为我太没有吸引力太没有价值，以至于我的丈夫要去找一个比我有吸引力的女人，并打算因此离开我）。

作为咨询师要意识到，如果丽萨（Lisa）站在一个更加客观的角度看待问题，那么她很有可能自己会去挑战那些歪曲的解释。你可以帮助她通过挑战自己的非理性信念，使其变得不那么容易受 A 的困扰，这样就能更好地促使她客观地看待问题。

关键点

只要在可行的条件下，鼓励来访者暂时假定自己歪曲的推理是合理的。通过这种方式找到并由此辩驳他们的非理性信念。

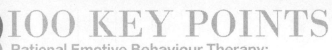

71

一次只辩驳一个非理性信念

REBT 理论声称当来访者持有一个非理性信念时, 这个信念很可能有四个变体。首先, 正如阿尔伯特·埃利斯最先提出的那样, 来访者对 A 会持有一个僵化的信念。然后, 他们会从这个"必然"事件中派生出 1 ~ 3 个主要的变体信念。他们可能会持有: ①一个糟糕至极的信念; ②一个不适的不容忍信念(比如, "我不能容忍它"); ③一个贬低自己、他人或者外界的信念。一旦你判定来访者持有一个或多个这样的非理性信念, 那么你需要帮他们一一辩驳。但是, 不要假定来访者必然有一个非理性信念。如果他们真的没有或者他们否认自己有非理性信念, 那么就找到一个他们身上的自我挫败信念, 或者是他们所承认的且可以解决的信念。

假定你和来访者正以改变这些非理性信念为目标, 那么帮助来访者一次只辩驳一个非理性信念, 以使辩驳过程得到充分利用。因此, 如果来访者发现他们对于一个诱发事件持有一个"必然的"信念, 并且明白了这种"必然的"信念和其烦恼情绪之间的关系, 那么帮助他们辩驳这种非理性信念, 直到他们能够理解这种信念的不合理性, 以及让他们明白存在着一种能够帮助他们解决烦恼的理性信念。在这个过程中, 需要来访者全神贯注, 因此你需要尽量减少任何能够分散他们注意力的事物。如果你决定不去辩驳来访者"必然的"信念, 而是在这之前先去辩驳一个非理性信念的变体, 那么你很有可能会使来访者感到困惑。困惑的结果就是来访者将不能完全辩驳他们"必然的"信念, 也不能辩驳这个信念的其他变体。

尤其是咨询师中的新手, 他们会错误地在这四个非理性信念中切换, 他们深信这种辩驳是一个相对简易的心理干预，这将有助于来访者更快地理解非理性信念的非理性以及新的理性信念的合理性，并且能更容易地去应用他们所学的新的理性信念。如果治疗师犯了这样的错误，那么他们的来访者相当于被同时问了四个问题，这种情况不仅会使来访者感到困惑，也会导致咨访关系的终结！

另一种会使你从一个非理性信念转向另一个非理性信念的情况是，当你发现这个非理性信念是和自我相关的时候（比如说，"我必须赢得你对我的爱，如果我没能成功，那么我就是没有价值的"）或者是与不舒服有关的非理性信念（比如说，"我不能容忍我们之间不好的氛围给我带来的不安"）。不要从"自我"的 iB 转向"不安"的 iB，也不要反过来，因为这也会使来访者感到困惑。

我们建议你一次只针对一个非理性信念进行辩驳，直到来访者能够充分意识到其非理性信念的非理性，以及理性信念的合理性。只有一种情况可以例外，有些来访者会觉得辩驳一个信念会比辩驳另一个信念更容易，比如说辩驳一个糟糕至极的信念会比辩驳一个僵化的信念更容易。如果坚持让来访者去辩驳一个僵化的信念，但是他们的确在这个非理性信念上没有任何进展，那么从这个令人比较吃力的信念转向另一个糟糕至极的信念可能会更有效。在一些情况下，一旦帮助来访者挑战并转变了糟糕至极的信念，她会更愿意去辩驳那个僵化的信念。

关键点

一次只辩驳一个非理性信念。无论何时都不要将你的辩驳点转向其他非理性信念（除了上述例外情况），不要让你的来访者（以及治疗师自身！）感到困惑。

72

教来访者使用基于选择模型的评估与辩驳

雷蒙德·迪吉斯裴（Raymond DiGiuseppe，1991）说有两种方法能够帮助来访者辨认出自己的非理性信念：一种开放式的方法是，向来访者提一些开放式的问题，比如说"那么你是怎么对自己说的呢？"，然后用其回答来引导他们找到非理性信念。另一种是理论驱动的方法，向你的来访者提一些理论性的问题，比如说用"你有什么要求呢？"这样的问题来找出他们的非理性信念。其实还有第三种方法，我（WD）称之为基于选择的方法，我用这种方法帮助来访者找出并质疑他们的信念。这种方法是源于 REBT 理论，REBT 理论认为非理性信念很大程度上是基于一种心理上不健康地应对逆境的方式，而理性信念是基于一种心理上健康地应对同一个逆境的方式。

用基于选择的方法来评价非理性信念以及与之相对的理性信念

当帮助来访者找到那个扰乱其反应的事物（也就是他们的非理性信念）的时候，用基于选择的方法去评价非理性信念和理性信念，包括向来访者提出一个在这两套信念中间的一个选择（见第 18 个关键点），与此同时告诉他们另一套事物（也就是他们的理性信念）并帮助他们明白理性信念可以带来更健康的结果。这包括采用理性信念和非理性信念的共同部分（比如说，"我想要做得更好"），然后用这部分去帮助来访者区分理性信念（也就是说，"我想要做得更好，但是我不一定必须要这么做"）和非理性信念（"我想要做得更好，因此我必须要这么做"），然后选出那个在面对逆境时会扰乱其反应的信念。

让我们来看一个例子。萨拉（Sarah）因为有公开场合讲话焦虑症，故前来咨询。她举例说，当她在工作中展示 PPT 时她会感到非常焦虑。评估显示其两个主要的"A"是"我的脑子一片空白"以及"我会被老板认为是一个没有头脑的人而被解雇"。她选择先主要针对前面那的"A"进行处理。下面是我（WD）如何用基于选择的方法来帮助她找到其非理性信念的过程。

温迪：所以我们能确定的一件事情是，当你在做一个展示时，头脑不会一片空白这一点对你来说很重要，是这样吗？

萨拉：对，没错。

温迪：但是我不太确定你的焦虑源于哪种信念，所以我会把这两种信念都罗列出来，然后你在它们之间做出选择，可以吗？

萨拉：好的。

温迪：所以当你在做展示时你会担心脑子一片空白，这种焦虑是基于观点 1（"使我的脑子不要一片空白是很重要的，但是这并不代表它一定不会这样"）还是观点 2（"我的脑子不会一片空白是很重要的，因此它绝对不能这样"）呢？

萨拉：绝对是观点 2。

温迪：好的，那么现在让我们假设你对观点 1（"使我的脑子不要一片空白是很重要的，但是这并不代表它一定不会这样"）深信不疑。我知道你不会这么想，但是让我们先假设是这样的。那么与观点 2 相比，这种观点对于"你的脑子会一片空白"这件事有什么不同的影响吗？

萨拉：嗯，如果这样想的话，我应该不会这么害怕。我不会脑子一片空白，但是如果这真的发生了我也会去解决它。我认为这种信念可能还意味着我更加关注我在说的内容，因此这也会降低"我的脑子一片空白"这件事发生的概率。

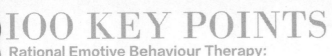

用基于选择的方法来辩驳非理性信念以及与之相对的理性信念

基于选择的方法也能够用于帮助来访者质疑他们的理性信念和非理性信念方面。在第 71 个关键点，我们强调"一次只质疑一个非理性信念"的重要性。而基于选择的方法能够有助于这一进程，能够使来访者同时质疑他们的理性信念与非理性信念，这样他们可以在经验、逻辑和实际的基础上来区分这两种不同的信念，并给出他们做出这种选择的理由。接下来让我们看看我是怎么在萨拉身上用这种方法的。

温迪：那么现在让我帮助你质疑这两个观点。我要求你将这两个观点都写下来，然后当问你一些问题的时候能够聚焦于它们，好吗？

萨拉：好的。

温迪：所以，如果你聚焦于这两个观点，也就是说观点 1（"使我的脑子不要一片空白是很重要的，但是这并不代表它一定不会这样"）以及观点 2（"我的脑子不会一片空白是很重要的，因此它绝对不能这样"），哪一个观点是正确的？哪一个观点是错误的？

萨拉：第一个是正确的，第二个是错误的。

温迪：为什么呢？

萨拉：嗯，第一个观点确认了什么对我来说是重要的，但也确认了我不一定会那样。世界就是这么运行的。如果我能够控制宇宙，那么我就能安排我想要得到的一切。这就是第二个观点错误的原因。实际上，我越是强调那个对我来说重要的事情，也就是"我的脑子会一片空白"，那么我所担心的事情就越可能会发生。

然后我又用同样的方法问萨拉这两个信念哪一个是符合逻辑的，哪一个是不符合逻辑的，哪一个是对她有帮助的，哪一个是对她没有帮助的。

关键点

如果你采用 REBT 的双模式理论，那么你可以用基于选择的方法去帮助来访者更快更有效地评估其非理性信念与理性信念并质疑这两套不同的信念。

73

在辩驳非理性信念的时候牢牢记住来访者的目标

正如我们在本书的第一部分所述的，一个有效的 REBT 咨询是以形成高效的治疗联盟为背景建立起来的。这一联盟的一个重要组成部分是来访者想要获得改变的目标（见第 9 个关键点）。其中促使来访者改变自己非理性信念的一个强有力的推动力，来源于他们新形成的那个理性信念在多大程度上有利于实现其目标。销售员一直以来都知道他们的潜在客户不会去购买那些他们认为不利于其实现重要目标的产品。我们相信这在心理治疗过程中也是一样的。因此，在辩驳的时候让来访者将自己那个为了改变而持有的目标牢牢地记在心中，同时你也要牢记于心。虽然逻辑和经验性辩驳在这一过程中都是有价值的（见第 74 个关键点），帮助他们评估现在所持有的非理性信念的实际价值并与相对应的理性信念的实际价值进行比较，这一点经常是辩驳成功的关键。

在一个辩驳过程中，你可以仅仅使用逻辑和经验性辩驳方式，来断定这种实际辩驳的力度。在这一辩驳过程结束后，你可以通过将来访者的咨询目标纳入讨论范围内，然后加入一些实际的辩驳来看这种辩驳会带来怎样不一样的效果。假设人类是目标导向的有机体，我们认为你会发现，当将目标纳入辩驳过程中时，这种辩驳过程对来访者本身会有更大的价值。虽然人类多少会关心想法的逻辑性和现实性，但是对于实现个人目标，他们会更加感兴趣。当然，我们并不是在建议你放弃使用逻辑性和经验性的辩驳方法。我们推崇的是你要格外关注那些实际性的辩驳并使用它们，让来访者关注那些阻碍其目标实现的非理性信念，以及那些与之相对的理性信念会怎样有助于实现其目标。

关键点

在辩驳来访者非理性信念的时候，强调理性思考会怎样有助于他们实现自己的目标，非理性思考问题会怎样阻碍、困扰他们。

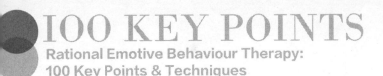
74

全面辩驳

在质疑来访者的非理性信念时，你可以用逻辑性、经验性和实际性的辩驳方式来针对四种主要的非理性信念（也就是僵化的信念、糟糕至极的信念、不适的不容忍信念以及贬低性的信念）（进行辩驳）。

雷蒙德·迪吉斯裴（Raymond DiGiuseppe，1991）在一篇关于辩驳的开创性文章中表示 REBT 治疗师需要在辩驳时进行全面考虑。除了要提炼出非理性信念以及辩驳这些信念的类型（正如上文描述的），还要罗列出四种辩驳风格以及应该如何辩驳这些非理性信念的两类主要的抽象概念。

关于辩驳风格，REBT 倡导使用苏格拉底式的风格，也就是向来访者提出问题并鼓励他们考虑这些信念是否合理以及为什么是合理的或不合理的。来访者回答问题的方式是形成进一步开放性问题的基础，这种对话将一直进行，直至来访者能够理解为什么他们的非理性信念是不合理的，以及为什么那些理性信念是合理的。

然而，一些来访者不能在这种苏格拉底式的辩驳过程中给出很好的回答。如果苏格拉底式的对话不能继续进行的话，那么此时或者在辩驳过程中的其他时点，你可能需要用另一种方式来传达信息。在这些情况下，你可能需要使用说教式的辩驳方式，这包括解释为什么这些非理性信念是不合理的以及为什么这些理性信念是合理的。你不仅需要保证准确无误地传达了这些信息，还要保证来访者能够理解你给出的这些解释。当给出来访者这些说教式的解释时，要求他们在理解你传达的信息之后能够用自己的语言来表述。

迪吉斯裴（DiGiuseppe，1991）提及了另外两种辩驳风格：隐喻的和幽默的。在隐喻的辩驳过程中，你可以通过给来访者讲故事、隐喻或者类比来传达那些与信念的合理性相关的信息。比如说，阿尔伯特·埃利斯就经常给他的来访者讲两个和尚的故事。他们在旅途中走向一条小河，在那儿他们遇到了一个年轻的女人，她想让他们将她抱过河。那个老和尚将女人抱过河，那个年轻的和尚非常吃惊，对老和尚的行为感到困惑，因为他们的信仰是不允许与异性有身体上的接触的。他们与女人道别后，过了好几个小时，那个年轻的和尚鼓起勇气去问老和尚这么做的原因。"师傅"，他说，"我们既然不被允许这么做，你为什么要抱起这个女人，使她的胸顶着你的胸，使她的手臂与你的手臂接触，把她抱过河呢？"老和尚简单地回答说："我的孩子，你现在依然在抱着她。"

当然，这个故事的关键点是，只要来访者提出绝不能做被禁止的事情的要求，那么他们必将对自己将来的行为充满焦虑和困扰。但是如果他们能够意识到自己可以以一种灵活的方式来遵守这些规则，那么当这是一件好事时他们就能够违反这些规则。

当你用一种隐喻的方式来辩驳来访者的非理性信念时，那么确保你的来访者没有陷入隐喻的泥沼，且能够理解你所传达的信息是很重要的。因此，如果来访者在回答从和尚的故事中获得了什么这个问题时说一个人不能抱女人过河，那么这个问题所要传达的理性信念就没有被来访者理解。隐喻式的辩驳方式的优点是，它能够很好地被来访者记住。如果来访者能够在故事和正确的理性信念之间建立起正确的联系，那么就能够有持久的影响效果。反之，如果这样的联系没有被建立起来或者没有被记住，那么这样的辩驳就没有什么用。

幽默式的辩驳方式事实上经常是矛盾的，因为你要将来访者的一些想法想得荒谬至极又要不嘲笑他们。幽默式的辩驳方式其目的显然是鼓励来访者不要将他们自己以及他们的想法看得太重，并且与他们的非理性保持一个健康的距离。埃利斯著名的（或者不著名的）理性的幽默式歌曲就是这种辩驳方式一个很好的例子，因为它们虽然并不优美，但它们是幽默的、矛盾的以及令人难忘的（Dryden，1900）。

我们在迪吉斯裴（DiGiuseppe，1991）提出的四种辩驳风格的基础上又加入了第五种风格，我们称之为动作性的辩驳，就是你用行动来展示理性信念。比如说，我（WD）正与一个来访者一起试图辩驳一个不合理的自我贬损的信念，我可能会突然抓起半杯水洒向我自己，然后问我那位被震惊到的来访者这样做是不是很傻。如果他说是，我就会继续追问：“这样做是不是显得我是一个很傻的人？”正如这个例子所展示的，动作性的辩驳是戏剧性的、夺人眼球的，是吸引人的。然而，同样的，你需要确保这种理性信念被来访者记住。因此，你需要询问来访者你这样做的意义。否则，他们就只记住了你那个戏剧性的动作而忘记了你想要展示给他们的那个理性信念。当你用动作来进行辩驳时，你可能不希望告诉来访者这样做的根本原因，因为那样会削弱展示的效果。而通常认为合理的规则应该是预先告诉来访者你这样做的根本原因，可见，这又是一个与通常认为的合理规则不同的地方（见第15个关键点）。

不用说，仔细思考和来访者一起用什么方式来辩驳是很重要的，并引导他们反馈这些不同风格给他们带来的影响。

迪吉斯裴（DiGiuseppe，1991）所讨论的最后一个全面辩驳方式的组成部分是关于辩驳的抽象程度。非理性信念可以很具体（比如，“当我表现出我对女朋友苏珊的关心时，她必须要爱我”），同样也可以很抽象（比如，“在我的一生中，我必须时刻被身边的重要他人爱着”）。大多数时候在转向来访者更为核心的一般信念之前，你会先从他们具体的非理性信念着手辩驳（虽然在第49个关键点中显示，通常不是这样的）。这里需要牢记的一点是，非理性信念发生在不同的抽象水平上，你需要在咨询过程中分别去辩驳具体的和一般意义上的 iB。

关键点

迪吉斯裴（DiGiuseppe，1991）关于全面辩驳非理性信念的方案显示，辩驳的过程是非常复杂的。然而，这也给你提供了一定的灵活性，比如辩驳过程中使用不同种类的辩驳方式、采用不同的风格、辩驳过程中针对不同的非理性信念，以及针对不同的抽象水平。如果你是 REBT 的新手咨询师，不要企图在所有的方面都做得很好。随着经验的提升以及在督导中的收获，你终将熟练掌握本章中所讨论的辩驳的方方面面。

75

有意义、充满活力并持之以恒地进行辩驳

咨询师麦克·埃德尔斯坦（Michael Edelstein）现在在旧金山工作，倡导在辩驳过程中遵循 MVP 的原则：M 表示有意义的（Meaningful），V 表示充满活力的（Vigorous），P 表示持之以恒的（Persistent）。如果你想要全心全意地参与到来访者的辩驳过程中，那么为他们提供有意义的辩驳策略是很重要的。因此，如果你选择隐喻、轶事以及类比，那么要认真匹配来访者的生活处境、兴趣和爱好等，这样你的辩驳就会比你使用辩驳却并不关心来访者如何回答更有意义。

霍华德·杨（Howard Young）工作中的一个个案就是很好的例子（Dryden，1989b）。杨曾接待过一个来访者，他在残疾后，只能做一些兼职。他贬损自己，认为自己是残疾人，不能做全职工作而只能做兼职工作。在了解到来访者对棒球感兴趣后，杨采用的方式充分展现了他如何为来访者提供有意义的辩驳。

杨：你最喜欢的棒球明星是谁？

来访者：皮特·罗斯（Pete Rose）！他是第一名！

杨：为什么？

来访者：他是拼命的查理，全力以赴，从不放弃。在紧要关头总是可以依赖他。

杨：让我来问你一个问题——假如皮特·罗斯在滑入三垒的时候，伤到了背，以至于从此之后他再也不能够当全职球手了。他仍然在棒球界，但他只是一个替补。他再也不能完成一场完整的比赛了。那么你会小瞧他认为他懦弱吗？

来访者: 不会! 他会做人们期待他做的事, 会一直比赛, 直到他们脱掉他的制服。

杨: 但不是全职——他只是一个兼职球手, 对吗?

来访者: 是的。

杨: 即使他只是一个兼职球手, 你仍然会尊敬他, 认为他是个男人吗?

来访者: 是, 他对于他的球队来说仍然是有价值的、重要的, 只是以不同的方式去展现。

杨: 那么你为什么不能用同样的方式来看待自己呢? 你曾经是一个全职员工, 现在因为伤病, 你变成了替补——但是你仍然是有价值的, 或者你的公司不希望你什么都不干, 所以你为什么会认为自己是懦弱的呢?

来访者: 是的, 我明白你的意思了, 我可以以一种积极的方式来看待这个问题。我仍然在比赛中, 只不过现在是一个替补选手而已。我从来没有用这种方式来看待过这个问题, 拿我自己和皮特·罗斯以及棒球做比较。当这样来看待问题的时候, 再看低自己就会有点愚蠢。

埃利斯已经展示了在辩驳来访者非理性信念的时候采用充满活力的方式的重要性, 他认为如果你希望咨询有效果的话, 那么你就需要在辩驳过程中有说服力、充满力量、充满活力 (Dryden, 1990)。在这里埃利斯所说的活力, 需要与来访者以一种强有力的方式坚持自己的非理性信念结合起来理解。埃利斯声称, 以一种柔软、温柔、软弱的方式来辩驳来访者强有力持有的非理性信念是不可能让他们放弃已有的那些信念的。与之相对的, 你需要以毒攻毒, 用充满活力的方式来辩驳来访者强有力持有的那些非理性信念。当然, 当你有力地辩驳来访者非理性信念的时候, 你需要清楚你并不是在用力地攻击来访者。向你的来访者解释这一点, 并得到他们对这种有力的辩驳策略有何反应的反馈。最后, 当你采用了这种充满力量的风格去辩驳时, 你就为来访者树立了一个好的榜样, 让他们用一种充满力量的自我辩驳的方式去辩驳自己的非理性信念。

注意：充满力量并不意味着要大声喊叫与争论不休。我们所知道的那些优秀的REBT 咨询师是充满活力的，他们清楚自己的工作有一种强制力，他们不会让来访者脱离正轨。想象哥伦布，一个皮特·福尔克（Pete Falk）演的衣冠不整的美国电视警探，他总是能够不动声色而又充满力量地将凶手绳之以法。

最后，当你在辩驳来访者非理性信念的时候，要持之以恒。正如在第 57 个关键点中讨论的，当教来访者理性信念时，你需要向他们反复强调这些信念。可将这一反复方法运用在辩驳阶段，因为你明白来访者在一次辩驳过后是不会轻易放弃他们的非理性信念的，无论这种辩驳多么有意义、多么充满活力。所以你需要多次重复你的辩驳策略，不论是以同样的方式，还是以不同的方式。

关键点

当你在辩驳来访者非理性信念时，要以持之以恒、充满活力和有意义的方式进行。

76

找到并使用那些你擅长的辩驳技术

随着你在 REBT 咨询中经验的积累以及在不同 REBT 咨询师督导下的自我成长，你会找到一些对大多数来访者都有效果的辩驳技巧。在这里我（WD）将展示三种辩驳技巧，这些技巧是我个人认为能够有效向来访者传达理性信念的方法。

"朋友式辩驳"

"朋友式辩驳"的目的是为了让来访者明白他们有双重标准。比起对自己的态度，来访者往往会对朋友持有更加容忍、同情的态度。由此你可以鼓励来访者以同样容忍、同情的态度来对待自己。这是"怎样做自己最好的朋友"的一种很好的理性情绪行为方法，同时也是解决来访者自我贬损问题的有效方法。正如下例所示。

咨询师：所以你能明白你之所以这样说自己是因为自己失去了工作，你认为自己是一个失败者，也正因此而抑郁吗？

来访者：是的。

咨询师：现在我将帮助你重新评价这一信念。你最好的朋友的名字是什么？

来访者：玛丽。

咨询师：现在让我们假设，玛丽来找你并告诉你她失去了她很看重的工作。你

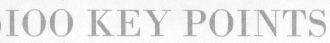

会对她说："滚出我的房子——你是个失败者"吗？

来访者：不，当然不会。

咨询师：那么你会认为她是一个失败者吗？（这一步很重要，以防来访者真的认为自己的朋友是个失败者，尽管他们可能不会真的这么说。）

来访者：不会。

咨询师：如果你真的说她是个失败者，那这对她会有怎样的影响呢？

来访者：如果她相信了我，那么她会变得抑郁。

咨询师：正如你感受到的那样，但你告诉自己说你是个失败者！

来访者：我明白你的意思了。

咨询师：顺便问一下，对于她失去工作这件事你是怎么看的呢？

来访者：嗯，这不会改变我对她一贯的看法。尽管她犯了一个错误，但她还是原来的那个玛丽。

咨询师：那个易犯错的玛丽吗？

来访者：当然是。

咨询师：那么我直截了当一点。玛丽失去了工作，她一直是那个易犯错误的玛丽。你失去了工作，你就是一个失败者。

来访者：我知道你想要说什么了。

咨询师：那么为什么不保持一致呢？要么将自己看作是易犯错的人，要么把玛丽以及其他人看作失败者，假如他们失败了。

来访者：所以你是在鼓励我接受那个易犯错的自己，正如我看待他人一样？

咨询师：是的。直到现在，其实你一直在说你允许玛丽失败，但是你不允许自己失败。如果你放弃了不允许自己失败这个信念，那么你就能成为自己最好的朋友。

"恐怖主义式辩驳"

"恐怖主义式辩驳"的目的是为了帮助来访者明白一些他们认为不能容忍的情况其实是可以容忍的，帮助他们明白还有一些情况是可以容忍的。为了让来访者改变认知，这其实是一个很极端的方法，所以可以通过公开讨论来看看来访者是否能够容忍这样的方法，他们是否对这种方法感兴趣。如下例所示。

咨询师：好了，我们现在明白了，你之所以害怕去那个派对是因为你预计自己会弄翻饮料，并因此引起他人的特别关注。

来访者：如果这种事情发生了，那么这将是不能够容忍的，我现在已经开始感到焦虑了，哪怕只是想想这件事。

咨询师：所以在你的脑海中，这样的事情是非常糟糕的。

来访者：完全正确。

咨询师：好的，那让我们来看看你这样的想法是否正确。你爱你的孩子们吗？

来访者：当然！你这是什么问题？

咨询师：好吧，请原谅我的冒犯，其实我这么问，是因为想帮助你重新思考你刚才所界定的那个你认为很糟糕的场景的解释是否是正确的。好吗？

来访者：好的。

咨询师：那么，让我们想象有一群恐怖分子绑架了你的孩子，他们的赎金要求是这样的："如果X（来访者的名字）参加了20场派对，并且在每场派对上都洒了一杯饮料，并且引起了别人的特别关注，那么我们将放了他的孩子。但是如果他不这么做的话，我们将永远绑架他的孩子。"那么你会按照他们说的做吗？

来访者：我当然会。

咨询师：但是你刚刚还告诉我说即使只是弄翻了一次酒杯，只是被嫌弃了一次，对你来说也是非常糟糕的事情。你怎么会做这么糟糕的事情呢？

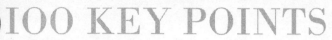
来访者：我开始明白你的意思了。

咨询师：如果要你重复 20 次来说服自己这么做，你会对自己说什么呢？

来访者：其实这也没那么糟糕。

咨询师：没错，是可以忍受的，为了救你的孩子这大概是值得去忍受的。

来访者：没错。

咨询师：那么现在，如果要你参加 20 次派对去救你的孩子，你会冒着几次影响你心理健康的危险而去做吗？

来访者：会的。

咨询师：不要忘记时常练习以使自己相信，如果最坏的事情发生了，你的确弄翻了饮料并且受到了他人的批评，也是可以容忍的，并非是糟糕的事情。

将时间旅行想象纳入辩驳策略的一部分

当你在辩驳来访者那些非理性信念的时候，你会发现一些来访者会固守这些信念，尤其是当相关的事件 A 刚刚发生或者会在不久的将来发生。当发生这种情况的时候，我（WD）会使用"时间旅行想象（time-tripping imagery）"（Lazarus，1984）向他们展示，能够以不同的角度并且更理性地看待正困扰着他们的事。

让我来举个例子强调这一点。我的一个来访者非常担心自己会被男朋友拒绝。她认为如果自己被他拒绝了，她会崩溃而且将不会恢复正常。我让她想象她真的被他拒绝了，而且对此非常心烦意乱的场景。然后我建议她想象自己正要穿过一个时光机，能够迅速通往未来。首先，我让她想象在被拒绝的一周内会有怎样的感受。她回答说，她仍然会心烦意乱、抑郁，甚至想要自杀。我让她将时间继续推进一个月。她认为自己仍然是抑郁的，而且生活没有什么意义。然而当她将自己放在未来的第六个月时，她认为自己将会更加全面地看待这个问题，毕竟生活也并不是这么糟糕，她能够看到自己的未来，甚至考虑去和另一个男人约会。建立起这些想法之后她能够更加理性地看待拒绝，现在的问题是：她会持有这样的非理性信念多久呢？她能够做些什么来使自己更快持有理性信念。她细细思考后说自己大概能够在被拒绝三周后变得更理性一些。在这种情况下，我认为这是合理的，而且不需要改变这种短时间内的非理性（见第 51 个关键点）。

关键点

发现一些你擅长使用的辩驳技术。尝试使用别人的方法（比如："最好朋友"辩驳、"恐怖主义"辩驳、"时间旅行想象"辩驳），创立并检验自己的方法。

77

帮助来访者削弱非理性信念且建立并强化理性信念

许多新手 REBT 治疗师认为辩驳的目的是为了让来访者意识到自己的非理性信念是没有依据支持的。虽然这的确是辩驳的一个目的,但是这并不是辩驳的唯一目的,还有许多额外的任务需要去完成。

为了帮助来访者证明,没有证据支持非理性信念,你要建立起实际可行的理性信念来帮助来访者看到新的可能。这最好由来访者用自己的话表达出来,他们需要明白持有这些信念能够帮助他们达成治疗的目标(见第 73 个关键点)。一旦帮助来访者建立起了理性信念,那么你的下一个任务就是去帮助来访者削弱他们的非理性信念并去强化他们的理性信念。从认知角度来看,你不仅需要让来访者辩驳自己的非理性信念,而且需要他们坚信理性信念。你也需要帮助他们不断重复其理性信念的认知结果,即使他们开始通常会倾向于使用非理性信念去思考。帮助他们接受非理性信念的存在,简单回应他们,并且使他们脱离这种非理性信念,而不是将它们排除不管,这将有助于给他们的心灵带去理性信念引起的认知结果(见第 56 个关键点)。在行为上,你需要让来访者根据自己新建立起的理性信念行动,同时要摒弃非理性信念。在情感上,你需要鼓励来访者用充满活力的、热情的方式使用认知和行为决策。这样才能够使来访者所有的情感都参与到这一过程中。来访者在根除非理性信念上做的工作越多,并且更多地同时使用认知、情绪和行为方法来练习自己新的理性信念,那么他们就能更好地将自己的理性信念与日常生活中的情绪问题解决方法结合起来。

最后，来访者如果能够更多地去挑战那四个非理性信念（见第 74 个关键点）并且更多地去肯定四个理性信念，那么他们在个人信念上的改变就会更加全面。

关键点

为了让来访者改变自己的观念，他们需要削弱自己的非理性信念，同时也要建立并强化自己的理性信念。越多地使用认知、情感以及行为方法，那么理性信念改变其生活的可能性就越大。

78

鼓励来访者使用应对型而不是掌握型的辩驳方式

在来访者使用辩驳非理性信念技巧的时候，他们常常会遇到困难。因此，你需要鼓励他们认清现实，明白自己在辩驳过程中想要获得什么。在我们的经历中，来访者，特别是那些有完美主义倾向的来访者，期望自己能够很快掌握辩驳技巧并能够使用自如。比如说，他们会期望自己能够很容易地去辩驳那些非理性信念，即使他们非常难受，并进一步期望自己能够在辩驳过程中感到舒适。

在现实中，几乎所有的来访者在刚开始辩驳自己非理性信念的时候都会遇到几个困难。首先，尤其是当来访者刚开始学习辩驳技巧的时候，他们会感到难受、困扰，因而会觉得辩驳自己的非理性信念是一件很困难的事情。这时，你可能就需要在重新开始辩驳之前，先通过将他们带入一些情绪引导的活动（比如，自我舒缓），促使他们降低困惑感（Leahy et al., 2011）。一旦来访者开始内化辩驳技巧，他们就能够在紧张、难受的经历中更好地使用辩驳技巧。然而，即使那样，特别是当他们感到非常焦虑的时候，他们也可能辩驳不成功。让他们对这种结果有所准备，并告知他们可能需要通过保留这种消极情绪而不是与它抗争来降低自己的焦虑水平。当焦虑水平降低时，他们可能就会返回来辩驳非理性信念。

许多来访者会报告说，当他们尝试去辩驳自己的非理性信念的时候，他们常常会感觉不对劲或不舒服，或者他们会不相信自己新的理性信念。他们非常渴望去摆脱辩驳。马克西·马尔斯比（Maxie Maultsby, 1984）称此现象为"认知情绪失调"（cognitive-emotive dissonance），他将其解释为，当来访者尝试去相信理性信念时，他们真正相信的是与理性信念相反的非理性信念，这时来访者不可避免地会体验到尴尬的情绪。鼓励来访者坚持辩驳，即使他们可能不相信自己新建立的理性信念，强调这是在 REBT 改变过程中一种很普遍的经历。借用苏珊·杰夫（Susan Jeffer）那个有趣的书名《*Feel the fear and Do It Any way*》，我们鼓励来访者"感受尴尬并继续辩驳非理性信念"。

当来访者开始学习辩驳自己的非理性信念的时候，给他们列出他们实际会经历的过程是很有帮助的，这代表了应对型的辩驳模式而非掌握型的辩驳模式。当他们开始感觉难受时，要让他们引起注意，并建议他们将这种改变作为辨别自己非理性信念的线索。随后，鼓励他们努力辩驳这些信念并接着建立新的理性信念。当他们这样做时，让他们感受这些理性信念所带来的有益的消极情绪。应对型的辩驳模式强调来访者需要坚持辩驳，即使这是一种痛苦的挣扎，如果他们想要获取情感上的好处，那么坚持这么做是值得的。相比于掌握型的辩驳模式，这种模式不会使来访者固守和挣扎，很容易就能使来访者接受他们新的理性信念并能更快更简单地获得情感上的好处。

我们常常用健身房做比喻来解释辩驳这一过程。我们帮助来访者明白，如果他们想要保持健康的身材，他们就需要在健身房中进行经常性的短期训练。而不是希望他们去健身房并一直待在健身房，直到他们变得健康。同理，如果他们想要形成理性信念，他们就需要短期经常性地辩驳自己的非理性信念，而不是做脱离总的非理性信念的任何单一辩驳的练习。此外，一旦他们获取了健康的身材，他们还需要继续去健身房。同理，如果他们希望能够继续相信自己的理性信念，他们就应该继续阶段性地辩驳自己的非理性信念。

关键词

帮助来访者明白，他们需要坚持辩驳自己的非理性信念，这样做是艰难的，也会常常伴有可以忍受的不舒服（tolerating uncomfortable）。将这种应对型的辩驳模式与实际中不存在的掌握型的辩驳模式做对比。

79

鼓励来访者识别并为自己辩驳他人的非理性信念

鼓励来访者在他人身上使用 REBT 方法是很有帮助的。这包括让你的来访者去与别的人交谈，在对话中你的来访者持有理性信念，而其他人极力持有的是与之相反的非理性信念。这种方法的目的在于让来访者练习如何坚守自己的理性信念，以抵抗那些相关的非理性信念的冲击。

一个相似的但较少使用的技术是鼓励来访者识别并且仅仅在脑海中辩驳那些他们在公共场合或者非公开场合听到的别人所持有的非理性信念。一开始，你可能会鼓励来访者去听广播、看电视，特别是肥皂剧，因为在这些电视剧中会有更多的非理性信念的表达。让来访者写下这些非理性信念并且自己辩驳那些他们听到的非理性信念，同时鼓励他们发展一种新的理性信念作为替代。你也可以建议来访者去听那些流行歌曲，找到歌词中的非理性信念，并重新写歌词来表达理性信念。因此，来访者能够将歌词"你是无名氏直到有人爱上你"改成"即使没有人爱上你，你仍然是你"。这项作业不仅仅是有益的，同时来访者也会觉得很有趣。

在来访者有机会去辩驳那些广播或电视上角色的非理性信念，或者是那些流行歌曲的歌词之后，鼓励他们花一些时间去聆听其亲戚朋友的讲话，记录并默默辩驳他们所表达的非理性信念。在这种情况下，不要鼓励来访者参与到这些重要他人对于非理性信念的讨论中去。当来访者在识别与辩驳现在以及以前重要他人的非理性信念中获取经验之后，这将帮助他们明白其他人也会有非理性信念，这将使他们在面对这些非理性信念的时候持有怀疑的态度，而不是认为这些信息源是正确无误的。比如说，如果你的来访者说她从来就没有达到过父亲的期望，你要帮助她去质疑这种其父亲持有的非理性信念并帮助她辩驳。这将为来访者辩驳自己的非理性信念提供动力，因为她现在明白父亲固守的关于对自己的期望的信念是错误的。正如我的一位来访者报告的那样："这是第一次，我明白父亲期望我在学校中有好的表现，实则是要弥补自己作为父亲的不足之处。"然后她继续辩驳自己的非理性信念，并且不要去弥补父亲的不足之处。此外，她还意识到自己和父亲都是易犯错误的人类。如果他的父亲对她感到失望，那就更反映出父亲的非理性信念而非她在学校表现不良。帮助来访者去辩驳那些重要他人的非理性信念，尤其是那些在过去对她有很大影响的人。这一点在 REBT 疗法中是很容易被忽略的，即使是我（WD）在 1970 年末写第一篇 REBT 论文的时候也忘了这点。

关键点

一个让来访者辩驳自己非理性信念的有效方法是让他们去识别并辩驳他人的一些非理性信念。

80

避免过早或者过晚的辩驳

虽然开展辩驳并没有明确或适当的时间，但在决定何时展开这些策略之前有一些重要的任务需要完成。因此在高效辩驳来访者非理性信念之前你需要：

① 识别来访者的目标问题；

② 用 REBT 的 ABC 理论来评估这个问题中一个具体的例子；

③ 帮助来访者明白自己的非理性信念与困扰他们的情绪和 C 中自我挫败行为之间的关系；

④ 让来访者明白可以通过辩驳自己的非理性信念来实现自己的治疗目标（Dryden and Neenan，2004a）。

我经常听闻一些 REBT 新手治疗师在一听到来访者的非理性信念之后就马上进行辩驳。他们在来访者未做好接受辩驳之前就辩驳来访者的非理性信念，这种过早的或者"膝反射"式的辩驳常常会导致可以理解的来访者的阻抗，因此在任何时候都要避免这种情况的发生。

当新手 REBT 治疗师延缓使用这些技术时就会产生其他的问题。治疗师以不固定的时滞来延缓辩驳干扰，而不是过早地辩驳来访者的非理性信念。这些新手治疗师不去辩驳非理性信念，而是让来访者提供更多的但不必要的一些信息；探索来访者关于 C 的一些感受上的细微差别；或者与来访者一起寻找一些与目标事件相关的相似的 ABC。以我们的经验，这种 REBT 治疗师要么在辩驳过程中害怕犯错误，因此就继续做一些让自己舒服的事,要么就是习惯了在治疗过程中不去挑战来访者。

第一种治疗师需要通过识别并挑战与自己恐惧相关的非理性信念,使用辩驳策略(即使他们还用得不太好),来克服自己对失败的恐惧。他们还需要明白,辩驳是一项高水平的技能,只有在治疗过程中通过与来访者反复练习以及专业督导才能获取。第二种治疗师需要问自己,如果他们挑战了来访者的非理性信念,然后通过辩驳来验证自己的预测,并且在辩驳干预的过程中引起了来访者的某些反应,会有怎样的事情发生。

关键点

在使来访者做好接受辩驳准备之前不要使用辩驳技术。当来访者做好了准备,就不要延迟使用辩驳技术。

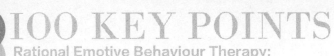
81

认真辨别辩驳性问题和评估性问题

当你在辩驳来访者的非理性信念时，要区分那些试图帮助来访者重新思考这些信念的问题以及那些旨在帮助你更细致地评估 A 的推论部分的问题。比如说，有这样一个来访者，他有如下一些非理性信念："我的女朋友绝不能打听我的事情。"如果用辩驳性问题，你可能会问："有什么证据证明你的女朋友绝不能打听你的私事？"，这个问题能够使来访者进一步解释为什么他认为女朋友侵入他的生活让他感到苦恼。对于这一问题，来访者会回答说："因为我的自由被束缚了。"另外，你在这时可能也会提出这样的问题来辩驳："为什么你的自由不能被束缚呢？"除此，你可能还会问另一个评估性问题："为什么你的自由绝不能被束缚对你来说这么重要呢？"这个问题会使来访者更进一步地去探索与 A 相关的部分。

为了进一步将问题复杂化，一些 REBT 治疗师会用那些看似是辩驳性问题，然而实则是用来帮助他们推断的问题（Moore，1983）。因此，不要再问那些传统的推断性的问题，比如说，"当你的女朋友打听你的私事的时候，什么是让你感到最不舒服的部分？""为什么你的女朋友绝不能打听你的私事？"当他们得到"因为我的自由被束缚了"这样的回答时，他们会去问另一个看似是辩驳性的问题实则是推断性问题，比如说："为什么你的自由绝不能被束缚呢？"

对于一个新手治疗师来说，使用这些一开始看似是辩驳性的推断性问题会使他们感到困惑。他们认为治疗师是在辩驳来访者的非理性信念，但实际上他们是在评估他们对来访者信念的推断。

解决新手 REBT 治疗师困惑的一种方法是仔细区分问题的形式和问题的意图。他们需要问自己："这个问题是用来挑战来访者非理性信念的，还是用来评估对 A 的推断的？"如果他们成功做到了这一点，那么他们将不会混淆这两个问题，也不会使自己和来访者感到困惑。

关键词

在问来访者问题的时候，要非常明确所提问题的意图。仔细区分辩驳性问题和评估性问题。

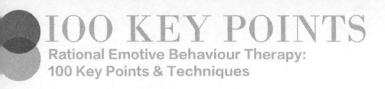

82

鼓励来访者在辩驳非理性信念时使用过度学习原则

我们在这本书之前的章节（见第 57 个关键点）中就强调过，当你在教来访者理性信念的时候，你需要和他们一起反复练习。这一点同样也适用于辩驳的过程。

过度学习原则表明，如果你反复一个观点很多次，甚至尽可能经常练习，那么你将更可能记住你所学到的东西。因此，使用单一可靠的辩驳方式或是用多种不同种类的辩驳方式，鼓励来访者反复挑战自己核心的非理性信念。并向他们解释，如果他们能更多地这样做，他们将更能学习到怎样去辩驳自己的信念并更能牢记辩驳所带来的结果。

这种过度学习的方法同样适用于来访者使用其核心理性信念的过程。比如说，如果你的来访者坚持在六个月中每天都能进行羞辱－攻击练习，那么相比于只是在这六个月中每月练习一次，他们更有可能有所改变。

虽然，鉴于人类会有重新转向那些顽固的非理性信念的倾向，你的来访者可能永远都不会完全相信他们的核心理性信念，但是如果他们能够反复大量练习如何去辩驳他们的核心非理性信念，那么当他们鉴别出非理性信念时，就会比不去反复大量练习者更有可能去辩驳它们。通过将"反复"这种方式比作投资来鼓励你的来访者重视过度学习。他们现在能够更多地练习辩驳其非理性信念，之后他们将获得更多的好处。

关键词

来访者越多地辩驳他们的非理性信念，之后将能获得越多的好处。所以应告诉来访者过度学习的好处并鼓励他们将其应用于实践中。

100 KEY POINTS

理性情绪行为疗法（REBT）：100 个关键点与技巧

**Rational Emotive Behaviour Therapy:
100 Key Points & Techniques**

Part 7

第七部分

处理来访者改变过程中的干扰

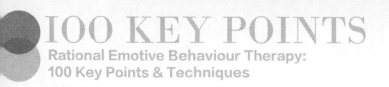
83

评估并解决来访者改变过程中的干扰

如果来访者在 REBT 治疗中没有进步的话，那么就需要考虑许多潜在的干扰。阿尔伯特·埃利斯（Ellis, 2002）曾经用一整本书来阐述这个问题。之前我们（Dryden and Neenan, 2011）以及罗伯特·莱希（Robert Leahy, 2001）曾从认知疗法的观点详述了这个问题，所以在这里仅总结一些关键点。

首先，当你的来访者没有进步的时候，反思一下你和他们之间的匹配问题是否是他们缺少进步的原因。你无法期待和每一个来访者都建立富有成效的咨访关系，所以就需要你诚实地评估你和来访者之间的匹配问题。有些 REBT 治疗师在碰到思考比较迅速的来访者时工作比较高效，而在与思考速度较慢的来访者交流时感到难以接受。一些治疗师在解决严重困扰以及复杂问题时非常有天赋，而另一些人可能更擅长处理轻微的困扰，以及能够描述清晰的问题。诚实地面对自己作为一个 REBT 治疗师的优缺点，如果想要更好地帮助当前非常棘手的来访者，你就需要克服自己的弱点。与此同时，你需要考虑一下要不要将这些来访者转介给能更好地帮助他们的 REBT 治疗师。

当我们试图总结来访者改变过程中的干扰时，考虑一下来访者的个人人际环境。很多来访者有着来自重要他人的积极而又持续不断的支持，鼓励他们达成治疗目标。然而，有些来访者可能处于一种对方希望他们保持现状的关系中，如果是这种情况的话，你就要仔细考虑让其重要他人参与到治疗之中的优缺点：

● 鼓励他们提出自己的困难（以夫妻或家庭治疗的形式）；

● 如果可能的话鼓励他们成为治疗助手。

如果做不到让来访者的重要他人参与到治疗过程中，尤其是他们又不想割断和这些人的联系时，你们需要重新与来访者协商治疗目标。然而，如果他们确实想割断这些关系的话，你需要支持他们，显然这是个需要深入探索的重要决定。就这一点，在帮助他们作出最终合理的决定之前，最好是先帮他们解决情绪困扰。

有时候作为治疗师的你可能会成为阻碍来访者进步的因素，认识到这一点是很重要的。治疗师的非理性信念在会面过程中所造成的影响将会在第 84 个关键点进行讨论，所以我们将讨论限定在其他治疗师妨碍治疗的变量上（Dryden and Neenan，2004b）。

对于来访者改变的概率抱以太过乐观的态度的话，可能会妨碍来访者的改变。你可能会陷入一种 REBT 是一种见效很快的疗法的误解之中，并且不能理解来访者在克服那些根深蒂固的困扰时所面对的困难。这可能会导致你给来访者施加很大的压力，给他们布置超过其承受能力的任务。

同时你也可能会因给来访者的压力太小而阻碍来访者的改变。在这种情况下，你可能会和来访者建立过于温暖舒适的咨访关系，还以为这样的个人联结对于推动来访者改变就足够了。你也可能会因为厌恶 REBT 中比较强有力的方面，没有给来访者足够的挑战而变得过度补偿。简而言之，在治疗中，你可能会小心翼翼，就像对待瓷娃娃一样对待来访者。

另一个会妨碍来访者改变的主要干扰就是对 REBT 的应用不够熟练，就像在培训 REBT 治疗师时我们常说的那样，这种治疗方法很容易被缺乏技巧地使用，而这意味着，你需要通过不断的咨询和监督来提高自己的 REBT 技巧。

最后一个想在此讨论的有关来访者改变的干扰因素，主要是从来访者自身反映出的一些问题。我们很谨慎地将这一因素放在最后来讨论，就是希望能够消解一些治疗师会去责怪来访者缺乏治疗改变的不良倾向。但是，对于来访者没有进步完全不追究其责任也是不对的。所以考虑一下我们经常会碰到的那些干扰其改变的来访者身上的问题是很重要的。阿尔伯特·埃利斯曾说不适的不容忍信念是 REBT 中阻碍进步产生的最大障碍。而这种哲学理念会在治疗过程中以各种方式产生干扰。首先，因为这种对不适的不容忍的存在，来访者可能会难以接受用足够长时间的治疗来获得这个过程带给他们的有益影响。他们可能会在没有很快获得明显进步的时候结束治疗。因为他们认为 REBT 必须是一种短期介入的疗法。其次，这种不适的不容忍哲学会影响来访者将注意力集中于治疗时所说的事物上的能力。这种状况下的来访者在注意力的转移上可能会有限制，并且很容易在一些治疗过程中相对不重要的方面分心，比如说治疗中所涉及的周围环境。

如果你的来访者真的有这种不适的不容忍信念，他们可能拒绝完成家庭作业，或者是三心二意地完成作业。有研究表明，在 REBT 中完成自助任务以及在认知行为疗法中完成其他任务的来访者比没有完成的来访者进步得更多（Burns and, Nolen-Hoeksema，1991）。所以，如果你的来访者不完成家庭作业的话，这将会是治疗过程中一个大的阻碍。当然，抱有这种不适的不容忍信念的来访者就算做了家庭作业也只能获得很小的收益。比如说，他们可能会三心二意地做作业，可能不会用足够的时间做作业，可能会在做家庭作业时要小聪明而不投入自己的认知、情绪以及行为方面。而这种缺乏责任感的行为必将导致进步的缺失（这一点在第 87 个关键点会有更充足的讨论）。

另一个妨碍来访者改变的重要干扰因素，包括一些来访者和他人之间的人际问题以及他们可能带到治疗中的东西。比如说，来访者对你抱有敌意就是妨碍治疗进步的一个潜在干扰因素，因为这可能会导致来访者对你产生防御性的反应，你可能也会回报以敌意，或者是放弃，抑或是难以和这样的来访者建立有效的工作联盟。戴维·伯恩斯（David Burns）在工作坊中多次强调了这一点，他强调说如果来访者在治疗中抱着一种敌意态度的话，有很大一批治疗师难以做到治疗化的、共情化的回应。这种情况在治疗师的训练中是一个很重要却又很不幸的消极领域。所以碰到这种情况的话，寻求督导的帮助，以及学习一些共情的方式去面对来访者的敌意是很重要的。

关键点

认识到在来访者改变过程中有很多潜在的干扰，包括咨访人员的不匹配、治疗师因素、来访者因素以及来访者重要他人的消极影响，应仔细评估这些干扰并采取补救措施。

84

认识到你和来访者都会将非理性信念带到 REBT 治疗中

就像我们在本书中一直说的那样，身为一个 REBT 治疗师，你的主要职责之一就是鼓励来访者识别、检测以及改变那些在治疗之外他们感受到的引起困扰的非理性信念。但是，有一个非常重要的点需要说明，那就是在治疗中你和来访者都会带来各自的非理性信念，而当这种情况发生时，它们就可能成为阻碍来访者改变的障碍。

来访者会将他们的非理性信念带到治疗中

认识到来访者会很容易将其非理性信念带到 REBT 中来，而你的工作就是努力去预见在治疗中这些信念会怎样影响他们的行为。这样做可以帮你采取适当的预防和补救措施以使来访者的阻抗最小化。下面我们来讨论一些具体的例子。

一个有着高成就需要的来访者，可能会将这一态度带到 REBT 中，并且在她没有从治疗中获得好的结果时变得气馁，或是在她难以理解理性原则时生自己的气或生你的气。

一个有着高赞赏需要的来访者，可能会在你们的沟通中表现得过于敏感，并且在你没给予他足够多的温暖和赞赏时变得气馁。

一个有着高度自由和自主权需要的来访者，可能会对你的说教性解释以及有关她应该在两次治疗间如何表现的直接建议报以消极的表现。

最后，一个有着与愤怒相关的非理性信念的来访者，可能会在你达不到她对于你的完美职业行为期待时变得愤怒。

虽然假定你的来访者一定会将他们的非理性信念带到治疗中是不对的，但是和他们确认一下还是很有用的。如果你的来访者有赞赏相关的非理性信念的话，询问他们这将会如何影响他们和你的关系。如果他们有成就相关的非理性信念的话，询问他们，如果他们难以达到治疗目标的话，他们会怎样反应。如果你和来访者在他们将非理性信念带入了治疗中这一点达成共识的话，就用我们惯常使用的 REBT 中的 ABC 模型来处理。

你同样也会将自己的非理性信念带到治疗中

在第 83 个关键点中，我们说到治疗师的个人因素是来访者产生阻抗的一个重要来源，在这里我们想探讨这样一个因素：在治疗过程中，身为 REBT 治疗师的你可能会对来访者抱有非理性信念。埃利斯（Ellis，2002）曾概括过下面这些会妨碍 REBT 有效运作的治疗师的非理性信念。

① 在和来访者的互动中我必须时时刻刻保持成功。

② 我一定要是一个出色的治疗师，特别是要比我所知道或听说过的治疗师们都要好。

③ 我必须被我所有的来访者们所尊敬和爱戴。

④ 既然身为一个治疗师我付出了全部精力努力工作，那么我的来访者就必须同样努力负责，而且应该听我的，还应该不断促使自己去改变。

⑤ 因为我有身为个人的权利，所以在治疗过程中我一定要能够使自己愉悦，并且在帮助来访者处理其问题的过程中，也要利用这个过程解决自己的问题。

从经验来看，要让治疗师们认识到他们抱有这样的态度是很困难的。这种情况可能是因为其中掺杂了另一种很多 REBT 治疗师都会持有的非理性信念："既然我是一名REBT的治疗师，那么我就一定不能是非理性的，特别是在有关治疗的方面。"
如果你能接受自己是一个在治疗内和治疗外都可能会有非理性信念的、容易犯错误
的人类，那么你就可以继续进行下一步了——去审视自己的感受和行为，并将这一
理念作为指导，去察觉自己那些与治疗相关的非理性信念。这其中可能伴随这样一
个非理性信念去干扰你做这些："我绝不能体验到不健康的消极情绪，特别是当我
在运用 REBT 时"，如果你能接受在治疗中有着这些感受的自己，那就要注意以下
这些信号，它们预示着你可能对来访者或治疗过程持有一些非理性信念。

① 如果你发现自己有责备或是谴责来访者的言辞，你可能是持有低挫折容忍能
力（low frustration tolerance，LFT）信念，这和愤怒相关，或者你可能会在感
到自尊受到威胁时作出防御性的愤怒反应。

② 如果你发现自己用一种吓人的策略对待来访者，这可能预示着：a. 你需要来
访者用他们的进步来证明你是一个非常棒的治疗师，因而你是一个有价值的人；b. 你
认为治疗必须是迅速进行的，并且对此持有 LFT 相关的信念。

③ 当你发现自己对来访者有着评价性的言辞，或者对他们有着评价相关的怒气，
这可能表明你无法忍受来访者的弱点或者你有 LFT 相关的不耐心。

④ 当你缺少现实感并给予了来访者有关治疗的错误希望，这经常是一个信号，
说明你希望通过拿自己能做到的事来表明自己是个出色的治疗师，以此支持自己受
到威胁的自我意识，或者你有希望得到来访者赞赏的潜在需要。

⑤ 如果你发现自己陷入和来访者的辩驳中无法自拔，这可能显示你有必须要做
对或者被来访者看起来做得对的需要，或者是你无法忍受来访者对于理性原则或是
REBT 治疗过程的消极观念。

当你探索这些非理性信念时，要接受持有这些观念的自己，同时积极努力地
同它们辩驳，更多有关 REBT 治疗师所犯的态度错误的详细讨论可参考迪吉斯裴
（DiGiuseppe）等的文献（2014）。

关键点

来访者的治疗进步会因来访者将自己的非理性信念带到治疗过程中而受到阻碍。尝试预测来访者的非理性信念会如何影响其治疗中的行为，识别并解决这些会对来访者的进步产生阻碍的非理性信念，同时诚实地面对治疗师自己与治疗相关的非理性信念，接受持有这些观念的自己并努力去同它们辩驳。

85

评估并解决来访者对于治疗师辩驳策略的误解

要永远记住治疗过程中的"辩驳"是为治疗服务的，所以你需要考虑来访者到底是怎样理解以及评估你所用的辩驳策略的。如果来访者误解了辩驳背后的某些意思，这个误解会在整个治疗过程中产生消极影响，特别是如果它还没有被发现的话。

为了说明这个现象，我（WD）来举一个简短的例子。我曾经碰到过一个极度不自信并且难以和女士建立关系的来访者。周末他总是特别孤独，而意识到这种感受之后他将这归咎于自己太孤僻。我最初的治疗策略是鼓励他接受孤独的自己，这样他就不会那么沮丧了，我以为这样会帮助他变得更积极一些，然后增加他在周末与别人相见的机会。然而，在一次治疗中，当我和他的自我贬损信念辩驳时，我发现来访者变得更气馁了。我向他提出了这一点，并且我非常想在交谈中探索他内心的想法。在稍许迟疑之后，他承认说他以为我想向他传达他将会孤独终老的意思。如果在那次治疗中我没有发现他的非言语行为并且鼓励他分享自己的经历的话，我可能会错过解决其不正确观点的机会，让他以为我赞同他的不自信。而这和我想要达到的增强其自我接受度是背道而驰的。

关键点

当你和来访者的非理性信念做辩驳时，要评估他们是否误解了你的目的，如果被误解了的话，要用一种建设性的方式来解决。

86

确保来访者没有巧妙地渐渐破坏或抵消新的理性信念

当来访者和非理性信念辩驳时，如果来访者新建立起一些理性信念，他们可以通过表现一些仿佛他们早已相信了的行为，以此来帮助自己增强这些信念。所以，如果来访者在努力地克服自己对于赞赏的极端需求，他们可以通过认知与辩驳以及当众演讲一些不流行的事情来消除非理性信念。但是需要注意的一点是，来访者可能会巧妙地破坏他们那些新出现的理性信念，他们的行为像是他们仍然相信那些更坚固的非理性信念。所以对于之前例子里提到的那些来访者来说，如果他们只在认知上与自己对于赞赏的极端需要做辩驳，而行为上还是继续在社交场所保持静默状态的话，那么他们就很难在治疗中有所收获。

我（WD）手头有一个很好的例子来说明来访者是如何一步步破坏其进步的。这个来访者想要克服自己招妓成瘾的问题，他解释说虽然他努力地和自己的非理性信念即"我必须马上获得性快感"做辩驳，但他却不相信自己的辩驳，这事发生在他一边做着辩驳一边却走向妓院的时候。他这样做正是在破坏他的辩驳，因为他的行为仿佛在说，他认为自己必须马上满足自己的性需求。

有着惊恐障碍的来访者会很频繁地用微妙的方式破坏他们新的理性信念。当告诉他们说他们可以承受强烈的焦虑时，这样的来访者会以微妙的行为方式来减少他们的焦虑。举个例子，他们会在觉得自己快要晕倒时坐下来，或者将注意力从自己的症状中转移开以作为避免焦虑情绪的手段。这种巧妙的策略会在不知不觉中增强他们的非理性信念，即认为自己承受不了强烈焦虑，因为他们的行为表现就像是自己不能承受一样。

关键点

你需要注意很多细节，以此来发现那些来访者看似要去避免、实则增强了自身恐惧的行为。如果不这样做的话，来访者会渐渐破坏认知辩驳所带来的有益影响。

87

识别并解决家庭作业完成中的障碍

我们曾在第 83 个关键点提到，有很多障碍会影响家庭作业的完成情况。如果没有完成作业成为治疗过程中一个需要注意的问题的话，有一个很系统化的有效方式可以帮助我们寻找没有完成家庭作业的原因，那就是给来访者列一个有关这类障碍的清单。下面是一个这种清单的很好的例子，可以帮助来访者识别他们完成家庭作业的障碍。

没有完成自助任务的可能原因（来访者完成）

下面这个清单是各种各样的来访者所给出的他们在咨询过程中没有完成自助任务的原因。因为进步的速度主要取决于你愿意去做的那些大量的自助任务，所以详尽地找出你完成不了这些工作的理由是很重要的。特别是在你不愿意或是想要拖延这些任务的时候，找出这些原因是很重要的。所以，最好在那个时候完成这个问卷。用 T（true）和 F（false）评估每一道题目。T 代表同意，F 则意味着此次并不适用。

1	感觉我已经无药可救了，所以也没什么好努力的了。	T/F
2	它不够清晰，我并不明白必须要做什么。	T/F
3	我觉得咨询师建议的这个具体的方法没什么用处，我并不能看到它的价值。	T/F
4	这看起来太难了。	T/F
5	我很乐意去做自助任务，但是我老忘记去做。	T/F
6	我没时间做作业，我太忙了。	T/F

续表

7	做咨询师建议的事情不如做有自己想法的事情。	T/F
8	我不相信自己可以做一些对自己有帮助的事情。	T/F
9	我感觉咨询师在试图调遣或控制我。	T/F
10	我很担心会令咨询师失望，我觉得自己的行为对咨询师来说不够好。	T/F
11	我做这些任务只是为了取悦咨询师。	T/F
12	做这些让我觉得非常不好、伤心、紧张、失落 （划出前面列举的适当的字词或是写出符合自己情况的表述）。	T/F
13	做这些家庭作业会让我失落。	T/F
14	太多了做不完。	T/F
15	感觉好像又回到了学生时代。	T/F
16	看起来主要是为了咨询师的利益。	T/F
17	咨询中的自助任务是多余的。	T/F
18	我在以前的治疗中没有做过这种任务。	T/F
19	鉴于之前我所取得的进步，这些任务并不能带给我更多的进步。	T/F
20	因为之前做的那些任务就没什么用，所以我不知道做这个有什么意义。	T/F
21	我并不赞同这种咨询的方式。	T/F
22	其他原因（请写下来）。	

　　一旦来访者同意去做任务但没有完成的话，你就得去探查其中的原因。一个很好的办法就是用 ABC 的框架或者是参考上面我们提到的未完成作业列表找到原因。如果你发现来访者没有完成家庭作业的原因是一个曾经涉及的问题，拿出足够的时间去帮助他们和相关的非理性信念做强有力的辩驳，然后重新谈论任务问题。然而如果你找出了一个他们没有做完作业的新原因，那么就要在重新商讨同样的任务之前，花费足够的时间去帮他们探索如何才能克服这个障碍。

如果来访者还是不能完成自助任务的话，考虑一下使用奖励和处罚措施。可以参考埃利斯的指导，你可以鼓励来访者只有他们完成家庭作业时，才允许其做喜欢的事情，或是在其没有完成时对其进行处罚（而非惩罚或贬低）。特别是一些顽固的问题，可能需要强硬措施，比如说直到完成家庭作业才开始下次的会面。与此同时，要谨记，对于这些障碍的深层探索远比惩罚更有意义。

如果你的来访者对做作业感到忧虑的话，向他们传达家庭作业总是有意义的观点。告诉来访者如果他们完成家庭作业的话，将会有助于其治疗目标的实现。而如果他们不做家庭作业的话也是有意义的，因为这显示出了他们和自身抗争的程度，同时也可帮助你找出那些影响他们没能完成任务的各种非理性信念。再补充一点，向来访者说明，实证研究证明治疗的结果是和自助任务的完成相关的，所以来访者需要对这一方面的自我改变负全责。

在鼓励那些顽固拒绝做某些事（这个例子中就是指家庭作业）的来访者时，我（WD）会用一个行之有效的方法。比如，我会问他们会如何处理下面这种事情：一个你爱的人来找你寻求帮助，但是他却拒绝为帮助自己而负起责任。一旦我从来访者身上看到了我想要的反应，即他们会鼓励自己的重要他人去做这些任务，无论他们是对自己没有信心或是出于其他什么原因，那么我会指出，来访者其实也可以有效地听从自己的建议。但是，有一点需要指出，有些来访者会固执地拒绝去做这些家庭作业，无论你说什么，这时你需要接受这种残忍的现实，并且不要让自己被其困扰。这样做会帮你在这种困难的环境下继续去完成治疗工作。事实上，有时候不完成作业与来访者认为作业是否会帮他们完成治疗目标高度一致！如果来访者发现他们离自己的治疗目标越来越远的话，也许他们就会开始做这些任务了。

关键点

给来访者提供检查清单以帮助他们发现自己没有完成家庭作业的原因，让他们认识到这些阻碍家庭作业完成的原因会使得他们治疗的效果打折。尝试用各种方法去探讨这个问题。

100 KEY POINTS

理性情绪行为疗法（REBT）：100 个关键点与技巧

**Rational Emotive Behaviour Therapy:
100 Key Points & Techniques**

Part 8

第八部分

创造性

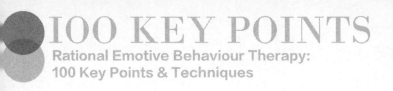

88

正确应用转介

以转介的正确应用来开始 REBT 中"创造性"这章，看起来可能有点奇怪。但是，我们很赞成阿诺德·拉扎勒斯（Arnold Lazarus）（Dryden，1991）的观点。在整个流程中有效恰当的转介对所有的治疗师来说都是一项重要的技能。下面这些情境是你可能会考虑转介来访者的例子。

（1）当你的来访者需要得到另一个在某方面有专长的 REBT 治疗师的特别帮助时。虽然 REBT 是心理治疗中一个比较综合的疗法，然而不同的 REBT 治疗师各有擅长。比如说，你可以试图帮助一位因为幼子罹患婴儿猝死综合征（sudden infant death syndrome）而失去孩子的抑郁来访者，也可以将她转介给另一位对此更专业的 REBT 治疗师（Schneiman，1993），这个 REBT 治疗师可能会对来访者的这种综合征的反应有着更全面的理解，并且可能对要用于这类来访者的治疗技术有着更好的领悟力。

（2）当一个来访者求助于 REBT，考虑到来访者、你以及你同事的人格、性格特征，你认为来访者可能会和你的同事建立一个更强的工作联盟时，你需要将来访者转介给你的同事。

（3）当你觉得，来访者可能会从另一个治疗学派的治疗师得到更多帮助时。可能是因为这个来访者的问题更可能被其他方向的治疗师所理解，或者是该来访者的治疗倾向更易与其他流派的治疗师匹配。举个例子：一个有着紧张性头痛的来访者需要生物反馈训练，而身为一个 REBT 治疗师的你是不能胜任的。在这种情境下，你可能会希望带该来访者去求助生物反馈方面的专家。而如果这个生物反馈方面的治疗师也懂得一些 REBT 技巧的话，那就再好不过了。如果不行的话，与此同时你还得继续治疗该来访者。在这样的情境中，就治疗所需聚焦的问题，治疗中所涉及的三方达成共识是很重要的。

（4）当一个来访者明确表示了对别的心理疗法的偏爱，这种状况会相对更难处理一些，因为来访者可能会隐瞒一些对 REBT 的特定误解，还会对其他疗法的好处有一些积极却不切实际的期待。在这种情境中，你可能会想要针对来访者对治疗的期待进行一个完整的全新的讨论，通常对 REBT 有一个特异化的解释（参考第三部分）。而在讨论的最后，你可以给来访者做一个短程的 REBT 训练。然而，更好的做法是将一些来访者转介给不同方向的治疗师，而不是不顾他们的意愿坚持使用REBT。对于心理疗法来说，REBT 是一种非常有效的途径。但是也要避免一些过于武断的看法，比如，REBT 适用于所有人，或者对所有来访者来说，你都是最适合的治疗师，以及一种对于自己的专长过于自恋的态度。

关键点

考虑将某些来访者转介给其他 REBT 方向的同事，或者其他非 REBT 治疗师。

89

治疗过程中的灵活性

有一本面向普通大众的书叫做《*Same Time Next Week？*》（Neimark，1981），该书中警示了心理治疗过程中每周修复活动的危害，因为每周来访者都在同样的时间接受心理治疗，每周持续相同的时间，也就难怪每周会讨论同样的问题了。为了反抗这种持续治疗无止境的本质，在治疗过程中灵活应变就很重要。之前（第59个关键点）我们就已经推荐在REBT治疗接近尾声时可以适当延长两次咨询之间的时间。

在治疗过程中你依然需要保持灵活性。阿尔伯特·埃利斯为个体来访者提供了两种类型的治疗形式：半小时治疗和一个半小时治疗。我之前听过很多这样的治疗，而且我觉得埃利斯在半个小时的治疗中比在一个半小时的治疗中工作更努力更迅速。那个著名（或不著名）的每次50分钟的惯例的产生，事实上是为了治疗师而非来访者的便利，因为这样治疗师就可以在两次咨询中得以短暂（10分钟）的休息。

然而，有时你会发现，有的来访者并不能充分运用这种50分钟的治疗时间。这类来访者可能会有智商(IQ)低下或是注意力缺陷的问题，如果你与他们会面50分钟，他们只会感到困惑。对于这类来访者，可尝试治疗时长差异化。比如说，向他们提供类似20分钟的选项，此时你刚好可以抓住一个焦点。这种短时长方式的有效性在于相较于在50分钟里讨论好几个点，来访者更容易记住一个点。

与此相反，对有些来访者来说，会需要比50分钟更长的咨询时间。比如说，有的来访者住得很远，而且每次来咨询都需要走很远的路时。作为英国为数不多的

REBT 治疗师之一，我（WD）见到过很多距离我工作地点（伦敦）很远的地方的来访者来进行一次或两次的咨询。在这样的环境中，我和这些来访者在这种 2 小时甚至 3 小时的经历中讨论了很多他的问题。我一般总是会将这些过程录下来，并将其拷贝给来访者以便他们以后回顾。这种对于 REBT 浸泡式的学习，让来访者可以将他们所学的东西在一个更长的时间，而非局限在 50 分钟里做出反应。如果不听这些录音的话，面对如此多的信息来访者是会感到崩溃、困惑的，除非他们能够听一下治疗师提供给他们的治疗录音并且做出反思。

一个能够提高来访者独立性的方法就是增加两次治疗之间的时距。迪吉斯裴曾经建议过治疗间的时距安排不要比来访者的情绪周期更频繁。所以，如果你的来访者是每七天烦扰一次，那么给他设计一个每周一次的治疗就很好。然而，如果他每八天烦扰一次，那可能每两周一次的治疗会更合适。虽然我们觉得这是一个很有帮助的建议，但并不认为迪吉斯裴会建议一个每天都会烦扰的来访者每天来做治疗。

其他有关灵活性的建议则是针对于治疗方式的，比如说打电话、网络视频、写邮件或使用结构化的 CD 治疗程序，以及比较传统的给来访者回信件的方式。在频繁前往美国的一次旅行中，我的好朋友兼同事理查德·韦斯勒（Richard Wessler）告诉我一个他和一名希腊的来访者通过信件进行治疗的案例。虽然通过邮件的治疗并不能替代面对面的治疗，但它确实能帮助很多陷入这种困难的上了年纪的人。

当你考虑在治疗过程中做一些灵活的改变时，这些改变需要基于一些清晰的原理，需要和来访者讨论这些需要改变的地方，并且征得她的同意。

关键点

在治疗过程中要注重灵活性，可以调整一些治疗的形式，当你想改变一些治疗的规则时（比如每小时 50 分钟），要和来访者商讨以取得他们的同意。

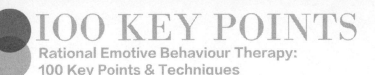

90

坚持 REBT 理论，同时合理运用一些其他疗法的技术

早在 1962 年埃利斯曾倡导与 REBT 理论相一致的方式，应用一些其他心理疗法技术。我（WD）觉得 REBT 是一种我们称之为理论上一致的折衷主义（Dryden，1987）。在你应用 REBT 的理论去规划一个治疗策略时，你可以自由地运用 REBT 技术，也可以运用其他疗法的技术去实现这个策略。就像阿诺德·拉扎勒斯说的那样（参见 Dryden，1992），当你将一个起源于其他疗法的技术应用到治疗中时，你并没有被强制卷入一些让这一技术诞生的理论原则。所以，当你应用了被格式塔学派所发展的双椅法（two-chair technique）时，并不意味着你也要有和他们同样的假设，与此相反，你是要借此技术达到由 REBT 理论所设立的目标。当一个格式塔的治疗师在应用双椅法工作时，一个主要的目的就是帮助来访者解决心理机能分离的问题。而当 REBT 治疗师在应用这种双椅法时，可能是想要鼓励来访者尝试着弱化一个非理性信念并且增强其理性信念。

当你借用其他疗法的技术时，一定要认真考虑那些可能会出现的计划外的结果。举个例子，宣泄法可以很好地帮助来访者在 ABC 框架下识别出 C 点所指的感受，但是这样的技术同时也会鼓励她去强化这些非理性信念，增强这些感受。要记得这个现实：实证研究并不支持将宣泄法应用到解决有关愤怒的问题上（Kassinove and Tafrate，2002）。

至此，我们已经讨论了在坚持 REBT 理论下借用其他疗法的技术来阐述治疗策略，借用其他治疗取向的技术或是工作方法来提升 REBT 治疗过程的构建是可能的。

所以，我们经常会和来访者一起列出问题清单以及制定治疗议程，因为我们相信这样会让双方在治疗中更充分地使用时间。需要补充一点，所有的这些方法都是源于贝克（Beck）的认知疗法（和 Beck 比较，1979）。

关键点

REBT 是一个在理论上一致的折衷主义疗法。所以，他会鼓励你借用其他治疗取向以及工作实践，但是要记得是在坚持 REBT 理论的前提下。

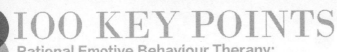

91

改变媒介而非信息

在第 57 个关键点中我们提及了在交流中重复理性原则的重要性，我们建议你可以用同样的方式反复教授理性原则，也可以用不同的方式传授相同的信息。在这里我们将重点阐述后一种情况。

正如在第 74 个关键点中讨论的那样，你可以用不同的风格去和来访者的非理性信念辩驳（比如，说教式、苏格拉底式问答、比喻式、幽默式以及行动式）。来看看这个原则怎么应用于将自我接受的价值传授给来访者的过程。首先，你可以说教性地向来访者解释这一概念，然后，你可以用一种类似苏格拉底式问答的方式向他们提问一些相关的问题，直到他们抓住核心。之后，你可以讲一个故事来阐述不要给人们笼统评价的重要性。举例来说，鲁斯·韦斯勒和理查德·韦斯勒（Wessler and Wessler，1980）曾经讲过一位名叫内森·利奥波德（Nathan Leopold）的案例，他在少年时期曾因紧张而杀死了一个年轻的男孩，之后被判入狱，在狱中他没有放弃自我学习，希望在被释放后做一个社会工作者，并且最终在帮助弱势群体时做出了杰出的成就。他们提出的问题是："我们怎样来评价内森？他是一个好人还是坏人？"答案是两者都不是。他曾是一个因为做了一件很大的错事而被惩罚的易犯错误的人，但是后来他又做了很多好事。当然了，男孩的父母以及很多其他的人可能不会同意这个观点，尽管来访者可能和 REBT 理论保持一致，但你得考虑他们有可能并不接受这种观点。

描述理性和非理性网球游戏就是一种传达自我接纳原则的幽默方式。一个非理性网球游戏的例子是："我球打得不好，所以我就是一个坏人；我打了一个好球，那么我就是一个好人。"而理性网球游戏的例子是这样的："这球我没打好，所以我是个会犯错误的人；这球我打得很好，但是我还是那个会犯错误的我。"

用行动式技巧来传达自我接纳的例子是，让你的来访者说出他们的各种特质、行为和自身的方方面面，然后你把这些写在黄色的便签纸上，让他们把这些便签贴在身上的不同部位，直到他们从头到脚都贴满。然后你要问：你的来访者可以被简单地评价吗？他们作为一个人，身上所包含的完整性及复杂性可以被这样的简单评价完全概括吗？答案是否定的，做这样一个评价是很复杂的。

你可以将行动式及幽默式技巧结合起来（见第74个关键点），比如把一杯水泼在自己身上，然后问来访者："这是件愚蠢的事情吗？"直到来访者频繁回答"是"之后，你再问："那么这些事让我成为一个愚蠢的人了吗？"，我们当然期待来访者会回答不是，但若是他们回答了是，他们的反应可能说明了其非理性信念是多么根深蒂固，又或者是，治疗过程已经堕落为来访者沉浸在治疗师所表演的滑稽笑话中去了。

除此之外，你还可以用很多其他的媒介来解释自我接纳的价值，比如说，图1描绘了是什么让人成为一个好人（只有好的特质、行为等）、一个坏人（只有坏的特质、行为等）、一个会犯错误的人（同时有好的、坏的以及中性的特质等）。很多时候，比如在阐述自我接纳的价值方面，有很多方式和我们讨论的方式一样，可以胜过长篇累牍的解释，所以，无论何时何地，方式没有限制，有的只是被限制住了的治疗想象力。

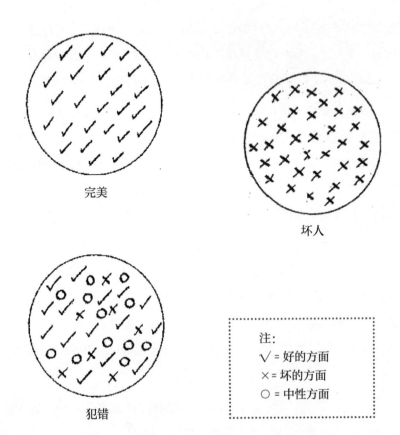

图 1　把自己看作一个会犯错的人

关键点

认识到你可以用很多不同的方式来教授理性（比如自我接纳的价值观）原则，所以用你的想象力去变换媒介（而非信息）。如果你不将媒介多样化，那么会让人感到沉闷并引起信息的丢失。

92

让干预生动起来，但要避免过犹不及

在 20 世纪 80 年代，我（WD）曾描写过生动应用 REBT 的重要性（Dryden，1986）。主要想表达的意思是，将干预过程呈现得让人难以忘怀，以此达到让来访者更容易回忆起所教授的理性原则。既然 REBT 是一种教育取向的心理疗法，那么如果来访者记住了这些理性原则的话，他们会更容易在生活中运用它们。生动的方式因为可以刺激来访者的想象力，可更全面地调动他们的情绪，因而也更有效。

在第 74 个关键点我们曾讨论了检验来访者对于你所讲的那些比喻、故事、轶事、寓言以及格言等是否理解的重要性，如果治疗师用间接的方式来传达这些理性信念的话，来访者就很容易曲解这些干预的意义。所以为了确认他们是否明白了这些意义，你需要让他们分享自己对于你所讲的事情的理解。当你运用生动的干预时同样要注意这样的问题，特别是在你想教授的理性原则比较隐晦的时候。你还需要注意的一点是，有的来访者并不喜欢这种生动的干预方式，因为他们觉得一个治疗师应该是很严肃的。而这种观点和你运用一种幽默而又夸张的生动的干预方式是有冲突的，所以在治疗过程中参考来访者的反应以调整自己的方式是很重要的。

在我（WD）所写的生动的 REBT 中，我曾提醒过治疗师们不能太随意地过度应用生动方法。在这里我再强调一下，在一次治疗会面中巧妙地运用一个生动的干预所产生的影响可能远大于在治疗中不停地用这种手段。事实上，当你应用了很多生动的方式时，来访者可能会感到困惑，感觉眼花缭乱，以至于忘记你这些生动形式背后想阐述的道理。永远不要忘记生动的形式只是为 REBT 服务的工具而已，它们的目的是为了凸显那些理性原则以便于人们记忆。千万不要在 REBT 中让这些生动的治疗手段成为全部，不然那就是杂耍而非治疗了。

关键点

在 REBT 中正确应用生动的形式以帮助来访者记忆并运用理性原则，但应避免过度运用。

93

创造新的 REBT 技术

在我们的经验中，最有效的 REBT 践行者往往是那些富有创造性并且坚持不断探索新技术的人。而这种创造性的过程取决于横向思维，以及将每天发生的事件作为一种刺激来引发创造性的思考。用一个我（WD）个人的例子来说明这个创造过程。大概一年前，有次我在一个购物中心闲逛，经过一个卖很多新奇玩意儿的店铺，里面有一些很大的红色、黄色的塑料剑。一开始我并没有想到这些东西怎样用到 REBT 中去，但是当我沿路又走了一段距离时，一个念头突然冒了出来。我想到可以用下面这种看起来很夸张的方式帮助来访者用这些剑增强他们的理性信念以及减弱他们的非理性信念。当我和来访者的非理性信念辩驳之后，我拿出了剑，把红色的交给来访者（红色 red，r 代表理性），我自己拿着黄色的（黄色 yellow，y 代表非理性，很遗憾他们没有靛蓝色的）。然后告诉来访者我们要做一个理性之剑的游戏，我的任务就是用我的非理性之剑去抵御来访者的理性之剑并且赢得战斗，而来访者要做的就是用他的理性之剑来打败我的非理性之剑。我指导来访者尽可能有力地表达她的理性信念，与此同时击打我的剑。之后我一边击打她的剑，一边通过讲与她相反的非理性信念来攻击她的理性辩驳。这个技术在一些成员间关系良好的团体咨询中效果很好，因为他们不会考虑用这种方式来攻击和自卫。

如果你真的创造出了一些新技术的话，建议你在实施之前找一个受敬重的同事或者督导讨论讨论，通过这样的反馈也许会发现这些技术可能带来的一些不良问题。

关键点

放飞思想，发挥想象力去创造新的 REBT 技术。

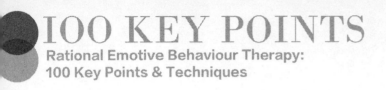
94

充分利用来访者治疗前个人改变的经历

不要忘记来访者在寻求心理治疗的帮助之前，曾有过很多有关个人改变的经历，为了充分利用这些治疗前的改变经历，你需要挖掘出它们。询问来访者他们曾经历过的那些改变了自己不健康态度、自我攻击行为或是烦扰情绪的时刻。需要在治疗开始之前或是刚刚和他们的非理性信念辩驳之后这样做。花些精力去理解来访者的哪些行为对这些改变有贡献，如果这些经历明显和 REBT 理论相一致，那在你们所讨论的这个问题上可以向他们说明他们自己可以作为改变的一个榜样。这些来访者通过自己的努力引起改变的例子包括：在散步中思考问题；和明事理的家人谈话并实践他们的建议；想想他们认为的心理健康的人会如何处理问题并将那人看作榜样；写下一个特定行为的好处和弊端等。用 REBT 的方式去完善这些改变过程。这种结合过程会非常有效。但是，如果这些来访者自我改变的成功方式会阻碍他们达成人生哲学改变的话要慎用（比如有来访者通过贬低别人而非避免低看自己来克服自己的低自尊问题）。

杰罗姆·弗兰克（Jerome Frank） 曾说心理治疗最主要的治愈因素之一就在于其能产生希望（Frank and Frank，1991）。帮助来访者看到自己曾经成功处理过过去的情绪困扰，他们可以将自身看作一个鼓舞人心而又现实的榜样，这会是一个帮助来访者产生希望的有力手段。但是，如果来访者非常沮丧的话，你需要为他们带来希望，直到他们的情绪开始好转并能够自己产生希望为止。

关键点

发现并充分利用来访者治疗前的有关个人改变的经历，应用 REBT 手段完善它们，但是如果这些经历不利于人生哲学改变的话则一定要杜绝。

100 KEY POINTS

理性情绪行为疗法（REBT）：100 个关键点与技巧

**Rational Emotive Behaviour Therapy:
100 Key Points & Techniques**

Part 9

第九部分

建立个人风格
以及专业性

95

当心神经质同意

在一篇较早的却被忽略的重要文献中，保尔·霍克（Paul Hauck，1966）曾阐述心理治疗中被其称为神经质同意（neurotic agreement）的理念。其中，他提到了这种治疗师共享来访者非理性信念的情境。也就是说，假如来访者谈论到丢掉自己的工作是一件非常恐怖的事情，而你也相信丢掉自己的工作会非常恐怖时，那么在这一点上你就很难对来访者有效运用 REBT。

在心理治疗中这种神经质同意存在的一个线索就是，你发现常用的有效的 REBT 实践出现了问题。你可能会在来访者讨论的东西让你烦躁时，巧妙地转换了主题，或者会在和该来访者的非理性信念辩驳时踌躇不前。而有时候，当你分享了来访者的非理性信念时，你会抨击他们太过于活跃。这很可能是一种投射的体现，或者你因为讨厌抱有如此信念的自己，从而讨厌这些让你想起自己难以接受的非理性部分的来访者。赫尔曼·海塞（Hermann Hesse），这位德国的作家、诗人曾说："如果你憎恶某人，你憎恶的是他身上那些在你身上也存在的东西，不存在于我们身上的东西是不会困扰我们的。"下面是一些你可以在心理治疗中识别出神经质同意的方法。

（1）注意那些使你不安的感觉，或留意那些你可能会因为有这些感受而感到羞愧的迹象；举个例子，你可能发现自己会用很多种防御策略以保护自己不去体验这些感受。

（2）当你怀疑有神经质同意的存在时，去听治疗过程的录音。这时，要特别留意那些你本能会出现的防御行为。一旦你发现了这些防御行为，就很容易去思索自己到底在排斥什么。为自己做这些毕竟有些困难，所以就算你是一个经验非常丰富的 REBT 治疗师，也应该不断地寻求督导。作为一个经验丰富的治疗师，并不自然而然地意味着你在发现和解决自己的反治疗行为方面具有很高的自我觉察能力。

　　一旦你发现这种神经质同意的存在，并且接受了自己和来访者拥有同样的非理性信念，运用你的 REBT 技巧去帮助自己。如果你到达了这个阶段，那么你就有能力这样做。最大的困难其实在于认识到自己会神经质地同意来访者的非理性信念。即使你分享了来访者的非理性信念，但这并不必然表示治疗将会受到阻断。虽然你也持有同样的非理性信念，但你依然可以为来访者进行很好的治疗。因此，你还是可以帮助他们改变其歪曲的理念、破坏性行为等。就像我们在第 11 个关键点讨论的那样，去追寻人生哲学的改变，同样如果这样的改变不可能发生时也准备好达成和解，无论什么原因。

关键点

去发现自己神经质地同意来访者非理性信念的迹象，接受那个共享了来访者非理性信念的自己，并且和自己的这些非理性信念做辩驳。

96

定期寻求督导并且参加 REBT/CBT 内部或外部的持续性的专业发展活动

我们都是认证的 CBT 治疗师，为了保持我们的认证身份，必须证明我们有不间断的督导并且进行相关的持续性的专业发展（continuing professional development，CPD）。

督导

REBT 治疗师非常重视治疗过程中录音的使用，而督导又很重视治疗师和来访者之间真正发生了什么，所以督导行为经常是基于这些录音展开的（这些录音必须是经过来访者许可同意的）。当然了，一些针对案例的广泛讨论，有关治疗计划的评估也是非常有用的。

一般 REBT 的新手治疗师更容易从有经验的同事那里寻求督导，而有经验的 REBT 治疗师更倾向于从与水平相近的治疗师的互相督导中获益。已故的鲁斯·韦斯勒（Ruth Wessler）和我（WD）大概是进行平辈督导最长的 REBT 治疗师了，在这数十年间，我们把自己的治疗录音拿给对方来获得督导。

为了让督导的效用达到最大，提前做准备是很重要的。提前回顾一下之前的治疗录音，把你希望给督导播放的部分做个提示。身为督导，大家都能体会那种被督导者在督导开始之前还没有听过录音的状况有多么糟糕，所以这一点很重要。而这种行为有可能是被督导者不适的不容忍信念的体现，或者可能是防备督导者察觉出什么的一种防御策略。而如果是后者这种情况的话，这可能预示着，被督导者对于获得督导赞扬的需要，或被认为是对"有能力的"抱有非理性信念，这一点可以被督导慢慢地发现，只要督导过程没有变成个人治疗。

持续性的专业发展（CPD），无论是在 REBT/CBT 内部还是外部

在英国，为了获得专业注册以及资格凭证是需要累积到一定数量的持续性的专业发展（CPD）活动时长的。你可以将参与这些活动看作日常活动，也可以看作一项挑战。我们建议你将其看作后者，如果你这样做的话，建议你将 CPD 项目融入 REBT 和 CBT 的领域之内以及领域之外。需要持续不断地去发展 REBT/CBT 的理由看起来是显而易见的，特别是，CBT 是现今发展势头非常迅猛的一个领域，所以紧跟前沿是保持专业化以及治疗效果的重要手段。

而我们建议在 REBT/CBT 领域之外也要紧抓 CPD 的理由可能看起来不那么明显。其实这样做的原因有很多。首先，即使你是一名 REBT 治疗师，但你是在一个充斥着各种不同观点的治疗或咨询行业工作，我们希望你拥有一个广博的视角，而不是只有你所处行业的狭隘视野。其次，你会回想起我们是将 REBT 视为一种理论一致性取向的折衷主义的疗法。这就意味着你可以随意采取起源于其他治疗方法的形式，只要它和 REBT 理论是一致的就好（参见第 90 个关键点）。这样的话，参加这些其他取向的工作坊会让你接触到一些别的技术，而你可以将其修改以应用到自己的 REBT 的折衷主义实践中。最后，去参加 REBT/CBT 领域之外的工作坊，也可以让你见识一下心理治疗中的不同观点以及如何运用它们。这样做会拓宽你对心理治疗的认识，并有助于你建立起针对 REBT 理论和实践的自己的观点。

我（WD）在接受完 REBT 的培训后，又接受了贝克的认知疗法培训，之后和阿诺德・拉扎勒斯（Arnold Lazarus，1989）一起工作。他通过接触很多不同的疗法建立起了自己的观点。之后我又在沃里克（Warwick）大学里参加了约翰和玛西娅・戴维斯（Marcia Davis）开设的很棒的研究生课程，这个广泛而又折中的课程

让我看到了很多观念，并且充实了作为 REBT 治疗师的我。

如果你只是和与自己观点相同的人交流的话，很容易造成观点的闭塞，而生出一种我的观点很对的感觉，因而自鸣得意。如果你和一些观点相似又有所不同的人做专业讨论的话，可以让自己保持敏锐，同时自己的观点可以得到开放化的修正。这样的话，相较于只听到别人对你观点的重复，你更可能持久地对自己的工作保持热忱。

关键点

参加定期的督导以促进自己的专业发展，同时无论在 REBT/CBT 领域内外，都坚持去参加相关的活动，特别是那些会给你的思维带来挑战的活动。

97

定期转录治疗过程并且评估每一次干预

除了寻求督导之外，我们还建议你去做自我督导，可以采取下面这种形式：参考鲁斯·韦斯勒和理查德·韦斯勒（Wessler and Wessler，1980）书后附录的自我督导表对照，同时去听自己治疗时的录音。

另外，我（WD）还发现，定期转录随机挑选的治疗会谈，然后去评估在意向和技巧方面的每一个反应也是很有帮助的。我会特别注意怎样让我的言语反馈更有技巧些。这种针对治疗过程的高强度的细致分析是很耗时间的，同时很难规律性地进行。不过，在发现技巧不足、知识欠缺、策略考虑不足等方面，它可以提供很重要的信息。每次我在做这种分析的时候都会感到很窘迫。但是，有时我也会认识到我毕竟不是一个这么坏的 REBT 治疗师。这些转录也可以用作寻求有经验的 REBT 同行督导时的资料。

另外，去学习一些更有经验的 REBT 治疗师的文字记录也是很有用的。幸运的是，我们没有对这些治疗转录的出版进行隐藏，我将这些转录文字写入了《*Albert Ellis Live！*》（Dryden and Ellis，2003）、《*Growth through Reason*》（Ellis，1971）以及《*Daring to be Myself*》（Dryden and Yankura，1992）。后一篇文章中包含一个简短治疗的全部转录以及注释。

关键点

定期转录治疗过程并且评估干预的技巧性、适应性以及策略的有效性。

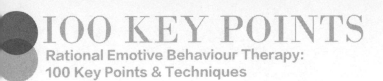
98

在自己的生活中应用 REBT

虽然难以确定 REBT 治疗师在自己的生活中将 REBT 用到了什么程度，但是从某种程度上来说，如果他们不用 REBT 的话那才奇怪。事实上，这是一个很好的保持 REBT 治疗技巧熟练性的方法。在 20 世纪 80 年代中期，我（WD）曾用 REBT 处理过很多失业问题，以及我个人不间断生气的问题。在后一点上，我相信自己有容易生气的遗传倾向，而且我自己没办法做些什么来避免它，我学着一旦认识到自己快要生气时就应用 REBT 技巧，以避免自己沉浸在愤怒的感受中。

同样在生活中我也将这些技巧应用于 REBT 早前所倡导的问题中，去帮助自己克服在公共场合讲话焦虑的问题。事实上，我觉得自己能够成为一名 REBT 治疗师，正是因为我自身处理情绪问题的风格与 REBT 所推荐的有很大比例上的重合（Dryden, 2002b）。

同时我们建议所有的 REBT 治疗师都去找一位经验丰富的 REBT 治疗师做咨询，以发现自己可能都没有发现的自身盲点，克服通过 REBT 的自我治疗没有解决的问题，去感受在 REBT 治疗过程中作为来访者的感受。

在这些年我（WD）与阿尔伯特·埃利斯的很多以理论和实践为中心的讨论中，我很偶然地提到了一些自身的问题，并且在同他交谈的过程中得到了帮助。有时候，我可能会请求他将速度放慢一点，因为他的思维特别敏捷，总是能很快通过我所描述的内容看出是什么在困扰我。虽然我对于 REBT 的理论和操作也非常熟练，但还是发现自己跟不上他迅速而又精准的干预。

关键点

尽可能多地在自身生活中运用 REBT，同时，考虑一下从经验丰富的 REBT 治疗师那里寻求个人治疗。

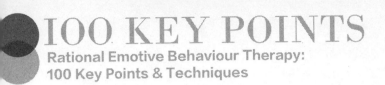
99

认真严肃地对待 REBT，但不可太严肃

关于心理健康，REBT 理论给人们的一个建议就是不要把对他们来说很重要的事情看得太过严重。你成为一个 REBT 治疗师的原因可能会有很多，可能包括：因为你觉得这是一个帮人们处理情绪和行为问题的行之有效的方法；因为就你自身来说这种疗法在实践过程中很适合你。简而言之，REBT 是一种对你而言很重要的治疗手段，因此严肃地看待它对你而言是有益的。这意味着作为一个实操者，你需要提高自己的技巧并更新知识，了解人们是如何被各种各样的问题所困扰，以及如何帮助他们解决这些困扰。就像之前我们在第 96 个关键点提过的那样，CPD 训练是一个很好的严肃对待 REBT 的实践手段。

然而，不要过分严肃地对待 REBT 也是很重要的。如果你把 REBT 看得太严肃的话，就会陷入下面所提的这些危险之中。

（1）你认为 REBT 在现存的疗法中是最有效的。然而事实上，贝克的认知疗法比 REBT 有更多的实证支持，而且这些年来 REBT 作为一种有效的疗法已经被归入 CBT 的范围之内。

（2）你认为 REBT 是和人们共事的唯一有效方式。这是很荒谬的，而且与很多的实证证据相矛盾。当然了，如果你非常死板地看待 REBT 的话，你会找到很多辩驳这些数据的方法以坚持你那僵化的观点。

（3）在来访者没有被 REBT 帮到时你会责备他们。像我们在第 83 个关键点说过的那样，阻碍来访者改变的原因可能会有很多。然而，如果你太严肃地看待

REBT 的话，你会觉得它是一种完美的治疗方法，所以所有用它的人都必然会得到帮助。因此，在你僵化的思维里，如果一个来访者不能从 REBT 中获益的话，那一定是他们的错。有一个很老的笑话，可能是假的吧，是关于一个思维死板的心理分析训练者的，和我们在这里所讲的情况很吻合。那个心理分析训练者曾说："心理分析之美就在于，就算来访者没有进步，你也知道自己在做正确的事。"在现实生活中，当然来访者没有从 REBT 中获益的原因有很多，但是如果你把 REBT 看得太严肃的话，被遮蔽的心灵是什么都看不到的。

（4）你变得自满又懒惰且疏于专业发展。当你把 REBT 看得过于严肃，而且认为自己已经掌握如何有效应用该疗法的话，就会看不到有新知识可以学习。你认为自己已经知道所有该知道的东西了！简而言之，过于严肃地看待 REBT 让你变成了一个自满而又懒惰的治疗师，感觉没有适合你的 CPD 了。什么意思呢？就是说就算你必须要为了获得注册资格之类去参加这些活动，你也会只是做做表面文章，并且忽略掉那些和你那狭隘的 REBT 视角所冲突的信息。

（5）你会成为一个 REBT 黑洞。当你把 REBT 看得太严肃的话，你会把注意力都放在 REBT 相关的事情上，并且过滤掉其他的事情。你可能会一遍又一遍地看 REBT 文献，但不会去读和 REBT 不相关的书籍。你的言论会局限于与 REBT 相关的事务，而当一些社会交往聚焦于非 REBT 的主题时，你要么会感到无聊，要么会将 REBT 扯入对话之中。而当人们在一个非治疗的情境下谈到一些涉及非理性的问题时，你也会强行用一种并不恰当的形式引入 REBT。

当然了，如果你能认真对待 REBT，却又不那么过分的话，你会用一种健康的怀疑论的视角看待它：它是一种有着自身优点和缺陷的疗法。它需要更多的实证研究（目前这一点就 REBT 来说是一种缺陷），它是心理治疗领域里的一个重要流派，同时它又不是心理治疗的开端或终结，它也不是现存疗法中最有效的或唯一有效的一个。它要在 21 世纪很好地发展下去，同时需要内在的发展和外在的支持。

严肃地看待 REBT，却又不过度，意味着你会看到生活所提供的那些不涉及 REBT 的部分。这样的话，别人就不会把你看作只有单维思想的个体而远离你，而会因为你是一个丰富多彩的个体来亲近你。别人也不会害怕你，因为他们知道你不会一下子就因为他们所说的话而开始分析他们。他们开始更喜欢你，并且愿意和你相处！

关键点

务必要严肃对待REBT，但是一定不要太过严肃，除非你想变成一个原教旨主义的 REBT 者而且失去朋友、远离人群。

100

在治疗和生活中形成自己的风格

一些 REBT 的新手治疗师在建立起自己有效的治疗风格之前，会去模仿阿尔伯特·埃利斯，这很容易理解。其实还有很多行之有效的 REBT 风格，去认真学习阿尔伯特·埃利斯建立的 DVD 资料库中（www.rebt.org 有售）的录像是很有价值的。这些录像设立的目的是为了向人们展示不同风格的 REBT 治疗师们大量的工作经验，以便于人们发展形成自己应用 REBT 的风格。在这一方面，我们也来推荐一本由我们（WD）中的一位所著的一本书（Dryden，2002a），在里面会引导 REBT 治疗师们概括出自己独特的 REBT 经验。

有些 REBT 治疗师也会试图模仿埃利斯的工作模式，至今来看，埃利斯有一个非常繁重的工作时间表，看起来他自己享受其中并且在个性方面很适合他。但是对一些有着不同性格以及生命的优先事件的治疗师来说，试图去模仿埃利斯这一点是一个很严重的错误，而且有潜在的不健康性。了解你自己、了解你的个性、了解你的兴趣以及偏好的工作模式并且照顾好自己。特别是，在两次治疗咨询间要有短暂的休息，不要忽视自己身体及心理上的健康，不要忽略了去鼓励心爱之人以及接受心爱之人的鼓励。

用这样一种方式来结束这本有关 REBT 的书看起来有点奇怪，毕竟，REBT 曾被描绘为一种空想专业里的现实治疗手段（Weinrach，1995）。然而，既然 REBT 探寻着将健康人类机能的不同元素整合到其根基广阔的治疗手段之中，你就没有理由不对自己采取一种和善的态度了。

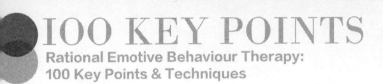

关键点

不要去尝试模仿阿尔伯特·埃利斯的治疗风格或工作模式，除非你本人非常适合这些风格。无论是在治疗中还是生活中，做好自己，照顾好自己。

参考文献

Beck, A.T., Rush, A.J., Shaw, B.F. and Emery, G. (1979) *Cognitive Therapy of Depression*. New York: Guilford Press.

Bordin, E.S. (1979) 'The generalisability of the psychoanalytic concept of the working alliance', *Psychotherapy: Theory, Research and Practice*, 16: 252–260.

Budman, S.H. and Gurman, A.S. (1988) *Theory and Practice of Brief Therapy*. New York: Guilford Press.

Burns, D.D. (1999) *Feeling Good: The New Mood Therapy*. New York: Avon Books.

Burns, D.D. and Nolen-Hoeksema, S. (1991) 'Coping styles, homework assignments, and the effectiveness of cognitive-behavioral therapy', *Journal of Consulting and Clinical Psychology*, 59: 305–311.

Burns, D.D. and Nolen-Hoeksema, S. (1992) 'Therapeutic empathy and recovery from depression in cognitive-behavioral therapy: A structural equation model', *Journal of Consulting and Clinical Psychology*, 60: 441–449.

David, D., Montgomery, G.H., Macavei, B. and Bovbjerg, B. (2005) 'An empirical investigation of Albert Ellis's binary model of distress', *Journal of Clinical Psychology*, 61: 499–516.

DiGiuseppe, R. (1991) 'Comprehensive cognitive disputing in rational-emotive therapy', in M. Bernard (ed.), *Using Rational-Emotive Therapy Effectively*. New York: Plenum.

DiGiuseppe, R., Leaf, R. and Linscott, J. (1993) 'The therapeutic relationship in rational-emotive therapy: Some preliminary data', *Journal of Rational-Emotive and Cognitive-Behavior Therapy*, 11: 223–233.

DiGiuseppe, R.A., Doyle, K.A., Dryden, W. and Backx, W. (2014) *A Practitioner's Guide to Rational Emotive Behavior Therapy*, 3rd edition. New York: Oxford University Press.

Dryden, W. (1979) 'Past messages and disputations: The client and significant others', *Rational Living*, 14 (1): 26–28.

Dryden, W. (1984) 'Therapeutic arenas', in W. Dryden (ed.), *Individual Therapy in Britain*. London: Harper & Row.

Dryden, W. (1985) 'Challenging, but not overwhelming: A compromise in negotiating homework assignments', *British Journal of Cognitive Psychotherapy*, 3 (1): 77–80.

Dryden, W. (1986) 'Vivid methods in rational-emotive therapy', in A. Ellis and R. Grieger (eds), *Handbook of Rational-Emotive Therapy*, Vol. 2. New York: Springer.

Dryden, W. (1987) *Current Issues in Rational-Emotive Therapy*. Beckenham: Croom Helm.

Dryden, W. (1989a) 'The use of chaining in rational-emotive therapy', *Journal of Rational-Emotive and Cognitive Behavior Therapy*, 7 (2): 59–66.

Dryden, W. (ed.) (1989b) *Howard Young – Rational Therapist: Seminal Papers in Rational-Emotive Therapy*. Loughton: Gale Centre.

Dryden, W. (ed.) (1990) *The Essential Albert Ellis*. New York: Springer.

Dryden, W. (1991) *A Dialogue with Arnold Lazarus: 'It Depends'*. Buckingham: Open University Press.

Dryden, W. (ed.) (1992) *Hard-Earned Lessons from Counselling in Action*. London: Sage.

Dryden, W. (1996) *Overcoming Anger: When Anger Hurts and When it Helps*. London: Sheldon Press.

Dryden, W. (1998) 'Understanding persons in the context of their problems: A rational emotive behaviour therapy perspective', in M. Bruch and F.W. Bond (eds), *Beyond Diagnosis: Case Formulation Approaches in CBT*. Chichester: Wiley.

Dryden, W. (2000) *Overcoming Anxiety*. London: Sheldon Press.

Dryden, W. (2001) *Reason to Change: A Rational Emotive*

Behaviour Therapy (REBT) Workbook. Hove: Brunner-Routledge

Dryden, W. (ed.) (2002a) *Idiosyncratic REBT.* Ross-on-Wye: PCCS Books.

Dryden, W. (2002b) *Up Close and Personal.* Ross-on-Wye: PCCS Books.

Dryden, W. (2004) *Rational Emotive Behaviour Therapy Clients' Manual.* London: Whurr.

Dryden, W. (2006a) *Counselling in a Nutshell.* London: Sage.

Dryden, W. (2006b) *Getting Started with REBT: A Concise Guide for Clients.* Hove: Routledge.

Dryden, W. (2011) *Counselling in a Nutshell,* 2nd edition. London: Sage.

Dryden, W. (2013) *Rationality and Pluralism: The Selected Works of Windy Dryden.* Hove: Routledge.

Dryden, W. and Ellis, A. (2003) *Albert Ellis Live!* London: Sage.

Dryden, W. and Neenan, M. (2004a) *Counselling Individuals: A Rational Emotive Behavioural Handbook,* 4th edition. London: Whurr.

Dryden, W. and Neenan, M. (2004b) *A Rational Emotive Behavioural Approach to Therapeutic Change.* London: Sage.

Dryden, W. and Neenan, M. (2011) *Working with Resistance in Rational Emotive Behaviour Therapy.* Hove: Routledge.

Dryden, W. and Opie, S. (2003) *Overcoming Depression.* London: Sheldon Press.

Dryden, W. and Yankura, J. (1992) *Daring to be Myself: A Case of Rational-Emotive Therapy.* Buckingham: Open University Press.

Dryden, W., Ferguson, J. and McTeague, S. (1989) 'Beliefs and inferences – a test of a rational-emotive hypothesis: 2. On the prospect of seeing a spider', *Psychological Reports,* 64: 115–123.

Ellis, A. (1962) *Reason and Emotion in Psychotherapy.* Secaucus, NJ: Lyle Stuart.

Ellis, A. (ed.) (1971) *Growth through Reason.* North Hollywood, CA: Wilshire Books.

Ellis, A. (1989) 'Ineffective consumerism in the cognitive-behavioural therapies and in general psychotherapy', in W. Dryden and P. Trower (eds), *Cognitive Psychotherapy: Stasis and Change.* London: Cassell.

Ellis, A. (1991) 'The revised ABC's of rational-emotive therapy', *Journal of Rational-Emotive and Cognitive Behavior Therapy,* 9: 139–172.

Ellis, A. (2002) *Overcoming Resistance: A Rational Emotive Behavior Therapy Integrative Approach,* 2nd edition. New York: Springer.

Frank, J.D. and Frank, J.B. (1991) *Persuasion and Healing,* 3rd edition. Baltimore: Johns Hopkins University Press.

Grieger, R. (1989) 'A client's guide to rational-emotive therapy (RET)', in W. Dryden and P. Trower (eds), *Cognitive Psychotherapy: Stasis and Change.* London. Cassell.

Hauck, P. (1966) 'The neurotic agreement in psychotherapy', *Rational Living,* 1 (1): 32–35.

Hauck, P. (1975) *Overcoming Worry and Fear.* Philadelphia: Westminster Press.

Hauck, P. (1980) *Calm Down.* London: Sheldon Press.

Hauck, P. (1991) *Depression.* London: Sheldon Press.

Jeffers, S. (1987) *Feel the Fear ... and Do It Anyway.* London: Century Hutchinson.

Kassinove, H. and Tafrate, R.C. (2002) *Anger Management: The Complete Treatment Guidebook for Practitioners.* Atascadero, CA: Impact.

Kopp, S. (1977) *Back to One.* Palo Alto, CA: Science and Behavior Books.

Lazarus, A.A. (1984) *In the Mind's Eye.* New York: Guilford Press.

Lazarus, A.A. (1989) *The Practice of Multimodal Therapy*. Baltimore: Johns Hopkins University Press.

Lazarus, A.A. and Lazarus, C.N. (1991) *Multimodal Life History Inventory*. Champaign, IL: Research Press.

Leahy, R.L. (2001) *Overcoming Resistance in Cognitive Therapy*. New York: Guilford Press.

Leahy, R.L., Tirch, D. and Napolitano, L.A. (2011) *Emotion Regulation in Psychotherapy: A Practitioner's Guide*. New York: Guilford Press.

Maultsby, M.C. Jr (1984) *Rational Behavior Therapy*. Englewood Cliffs, NJ: Prentice-Hall.

Moore, R. (1983) 'Inference as "A" in RET', *British Journal of Cognitive Psychotherapy*, 1 (2): 17–23.

Neenan, M. and Dryden, W. (1999) 'Inference chaining', in M. Neenan and W. Dryden (eds), *Rational Emotive Behaviour Therapy: Advances in Theory and Practice*. London: Whurr.

Neenan, M. and Dryden, W. (2002) *Cognitive Behaviour Therapy: An A–Z of Persuasive Arguments*. London: Whurr.

Neimark, P. (1981) *Same Time Next Week? How To Leave Your Therapist*. Westport, CT: Arlington House.

Orne, M.T. and Wender, P.H. (1968) 'Anticipatory socialization for psychotherapy: Methods and rationale', *American Journal of Psychiatry*, 124: 1202–1212.

Rogers, C.R. (1957) 'The necessary and sufficient conditions of therapeutic personality change', *Journal of Consulting Psychology*, 21: 95–103.

Safran, J.D. (1993) 'The therapeutic alliance rupture as a transtheoretical phenomenon: Definitional and conceptual issues', *Journal of Psychotherapy Integration*, 3: 33–49.

Schneiman, R.S. (1993) 'RET and sudden infant death syndrome', in W. Dryden and L. Hill (eds), *Innovations in Rational-Emotive Therapy*. Newbury Park, CA: Sage.

Shafran, R., Brosan, L. and Cooper, P. (eds) (2013) *The Complete CBT Guide for Anxiety*. London: Robinson.

Weinrach, S.G. (1995) 'Rational emotive behavior therapy: A tough-minded therapy for a tender-minded profession', *Journal of Counseling and Development*, 73: 296–300.

Wessler, R.A. and Wessler, R.L. (1980) *The Principles and Practice of Rational-Emotive Therapy*. San Francisco: Jossey-Bass.

Young, H.S. (1974) *A Rational Counseling Primer*. New York: Institute for Rational-Emotive Therapy.

专业名词英中文对照表

A

acceptance beliefs   接纳的信念

activating event（A）   诱发事件

Albert Ellis   阿尔伯特·埃利斯

Institute   研究院

awfulizing beliefs   糟糕至极的信念

B

belief（B）   信念

C

cognitive behavior therapy(CBT)
                认知行为疗法

cognitive disputing method
                认知辩驳方法

cognitive-emotive dissonance
                认知情绪失调

continuing professional development(CPD)
                持续性的专业性发展

consequence（C）   结果

D

depreciation beliefs   贬低性的信念

discomfort tolerance beliefs
                不适的容忍信念

discomfort intolerance beliefs
                不适的不容忍信念

downward arrow technique
                箭头向下技术

E

exposure task   暴露疗法

F

flexible beliefs   灵活的信念

I

intake questionaire   摄入量问卷

irrational beliefs(iB)   非理性信念

L

low frustration tolerance (LFT)
　　　　　　　低挫折容忍能力

M

meta-emotional disturbance
　　　　　　　元情绪困扰
meta-therapy　　元疗法
Multimodal Life History Inventory
　　　　　　　多模式生活史调查表

N

neurotic agreement　神经质同意
non-awfulizing beliefs　非可怕化的信念

R

rational beliefs (rB)　理性信念
Rational Emotive Behavior Therapy（REBT）
　　　　　　　理性情绪行为疗法

rational-emotive imagery 理性情绪想象
rigid beliefs　　　　僵化的信念

S

self-depreciation beliefs　自我贬低信念
self-therapy　　　　自我治疗

T

therapeutic alliance　治疗联盟
time tripping imagery　时间旅行想象
two-chair technique　（格式塔疗派的）
　　　　　　　双椅法

POSTSCRIPT

理性情绪行为疗法（REBT）：100 个关键点与技巧 **译后记**

理性情绪行为疗法 (REBT) 始创于 20 世纪 50 年代，该疗法一经提出便受到广泛关注，经过创始人阿尔伯特·埃利斯及其追随者的不断丰富和完善，到现在已经形成了一个具有完整理论基础和丰富临床实践的治疗体系。即便不是从事临床咨询与治疗的心理学工作者，对理性情绪理论也并不陌生，由此可见该理论的传播范围和接受程度都相当广泛。

国内关于理性情绪行为疗法的译作并不少见，其中大多数为理性情绪行为疗法理论的介绍，近年来出现了一些针对如何运用理性情绪行为疗法的译著。对于临床工作者来说，能够有一本详细介绍理性情绪行为疗法实践运用的具体方法、原则和问题的著作对指导他们的实践工作将是非常有帮助的。

温迪·德莱顿和迈克尔·尼南长期从事理性情绪行为疗法的临床与培训工作，积累了大量的经验，他们也一起合作出版了一系列理性情绪行为咨询与治疗实务方面的著作，其中《理性情绪行为咨询实务》已被引入国内，而《理性情绪行为疗法（REBT）：100 个关键点与技巧》这本书则有其独特之处。首先，书中所总结的 100 个关键点均来自于作者的实践，既包括他们的临床实践，也包括他们作为培训师和督导的实践；其次，该书将 REBT 的核心精简为 100 个关键点，尽管文字不多，却包含了治疗联盟的问题、对来访者的教育问题、处理来访者关于 REBT 的错误概念问题、鼓励来访者致力于改变、处理妨碍来访者改变的障碍、以创造性的方式来运用 REBT 共六大主题，内容简洁易懂，操作性强。这本书非常适合理性情绪行为疗法的初学者，因为作者针对每个主题下的关键点都给出了自己的应对方法，同时该书也适用于对理性情绪行为疗法有一定经验者，特别是作者给出的关于如何创造性地运用 REBT 的见解定会对后者有所启发。

非常幸运能够与化学工业出版社合作，带领团队翻译《理性情绪行为疗法（REBT）：100 个关键点与技巧》这本书。翻译过程中团队多次沟通及查阅国内相关的翻译书籍，可以说对理性情绪行为疗法进行了一次全面的学习。我主要负责本书前言、REBT 基础知识、第四部分的翻译及最后译稿的审校工作，魏清照参与了本书中第七至第九三个部分的翻译、译稿整理和翻译过程中的组织协调工作，另外还有周艾佳负责翻译了第 60 ~ 82 及第 33 ~ 35 个关键点；范昌鑫负责翻译了第 1 ~ 23 及第 30 ~ 32 个关键点；冯紫馨负责翻译了第 24 ~ 29 个关键点，向他们一并表示感谢！

感谢化学工业出版社的赵玉欣编辑一直与我们翻译团队保持密切的沟通并对译稿提出宝贵意见！

由于本人及翻译团队水平有限，译文中难免有疏漏之处，还望各位同行及专家给予批评指正！

于泳红

2017 年 3 月于北京